Jutta Oppermann

Gesundheit und Schönheit von innen und außen

Kieselsäure aus der Ursubstanz Silizium – der Schlüssel für Gesundheit, schöne Haut, Haare und Nägel

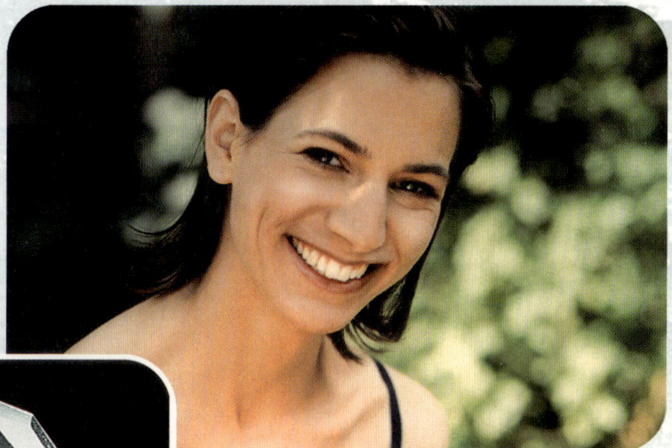

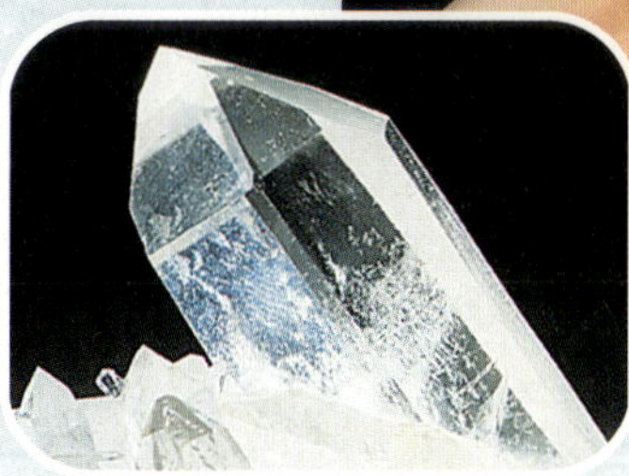

LEBENSBAUM VERLAG

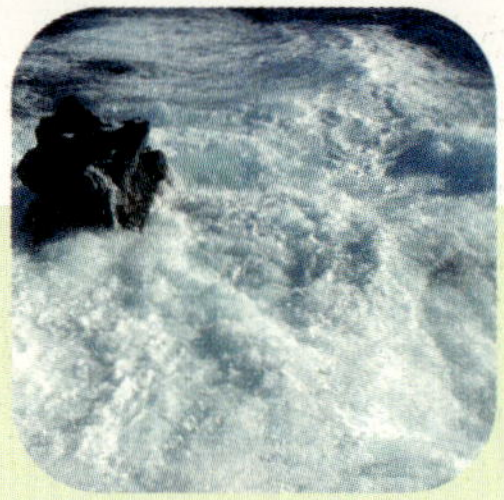

Die Deutsche Bibliothek – CIP-Einheitsaufnahme
Oppermann, Jutta :
Ein Titelsatz für diese Publikation ist bei der
Deutschen Bibliothek erhältlich

1. Auflage der Sonderausgabe des Titels »Schönheit von innen und außen«
mit geringfügigen Änderungen, 2002

Lektorat: Hans-Jürgen Zander, Bielefeld
Illustrationen: Wilfried Klei, Carola Powik, Franz-Josef Wiewel, Bielefeld
Kalligraphien: Christina Modi, Hamburg
Fotos: André Heeger, Hamburg, Helmut Hofmann, Teneriffa und
Okapia Bildagentur (Seitenzuordnung siehe Bildnachweis)
Umschlaggestaltung und Innenlayout: Matrix Typographie & Gestaltung,
Christina Modi / Maren Orlowski, Hamburg
Herstellung / Druck: GGP Media, Pößneck

ISBN 3–928430–37–8

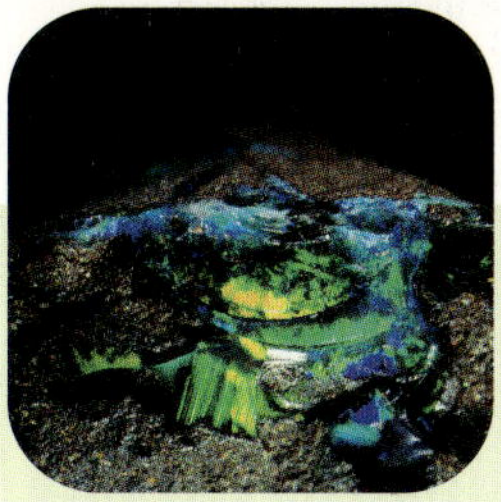 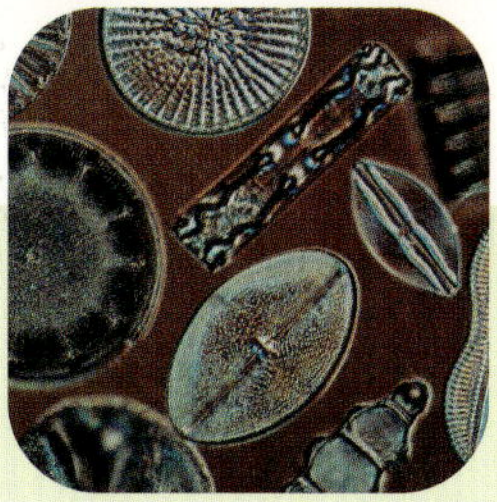 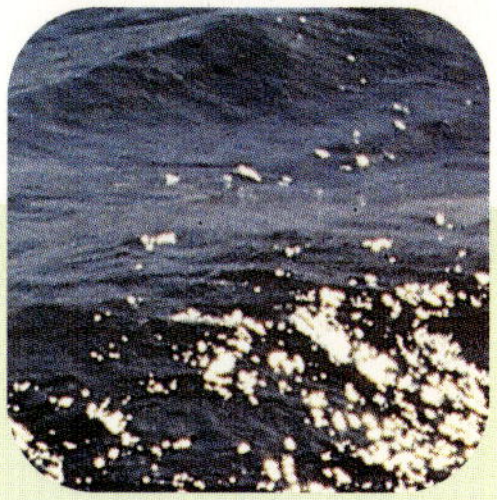

ÜBER DIE AUTORIN

Jutta Oppermann, Jahrgang 1962, ist Diplom-Biologin. Sie lebt in Bielefeld und arbeitet neben ihrer Tätigkeit als freie Autorin und Fachlektorin in der Magazinredaktion einer Tageszeitung. Ihr Spezialgebiet sind Themen rund um die Gesundheit. Besonders am Herzen liegt ihr die »sanfte« Medizin.

HINWEIS FÜR DIE LESER

Die Autorin hat bei der Erstellung dieses Buches mit Sorgfalt recherchiert und nur seriöse Quellen herangezogen und verglichen. Die Informationen stützen sich auf Fachliteratur, Studien und die Aussagen anerkannter Wissenschaftler. Dennoch können Verlag und Autorin keinerlei Haftung für etwaige Schäden übernehmen, die sich aus der praktischen Umsetzung der in diesem Buch vorgestellten Anwendungen und Übungen ergeben. Jeder Leser sollte daher in eigener Verantwortung entscheiden, wie er mit den Informationen dieses Buches umgeht. Nehmen Sie die Warnungen im Text nicht auf die leichte Schulter und versuchen Sie auf keinen Fall, ernsthafte Erkrankungen selbst zu behandeln! Lediglich auf der Grundlage einer genauen Diagnose – die nur ein erfahrener Arzt oder Heilpraktiker stellen kann – können Beschwerden erfolgreich therapiert werden.

ZUM BESSEREN VERSTÄNDNIS DER BEGRIFFE KIESELSÄURE UND SILIZIUM

Silizium tritt auf unserer Erde in natürlichem Zustand nie für sich alleine in Erscheinung, sondern begegnet uns immer gemeinsam mit anderen Substanzen, zum Beispiel mit Sauerstoff: Der Fachmann bezeichnet diese Verbindung als Siliziumdioxid. Die Verbindung aus Silizium, Sauerstoff und Wasser wird Kieselsäure genannt. Verwertbare Siliziumquellen natürlicher Herkunft sind Kieselsäure-Gel (auch Kiesel-Gel genannt), siliziumreiche Pflanzen wie Ackerschachtelhalm und Brennnessel sowie Kieselerde aus Gerüsten von Kieselalgen.

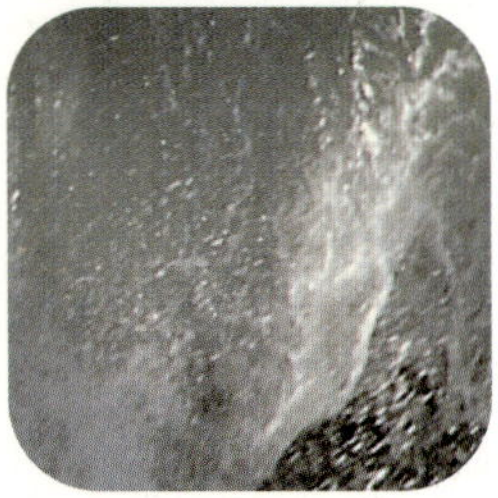
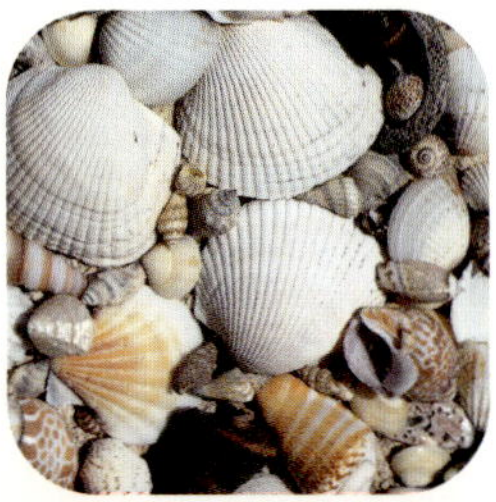
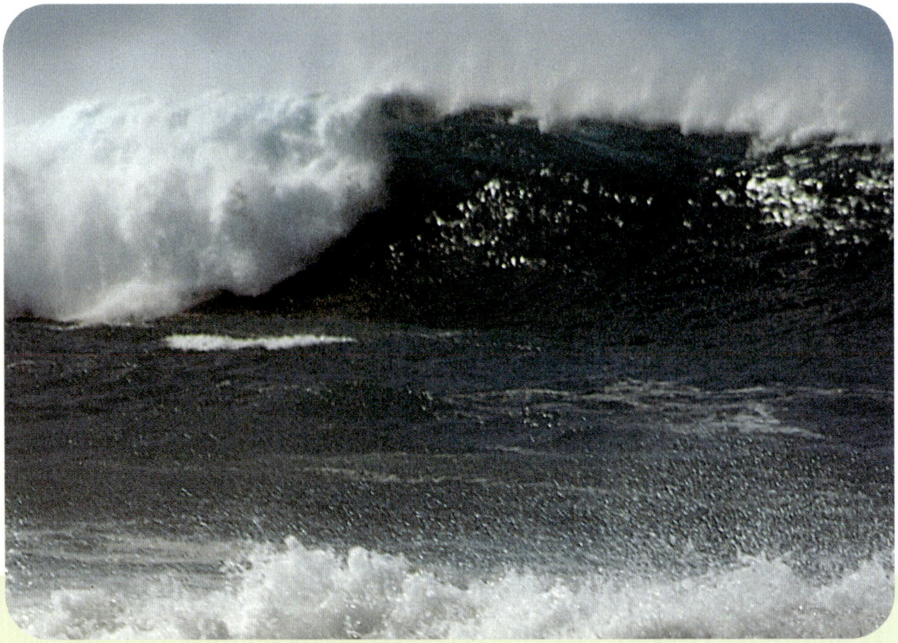
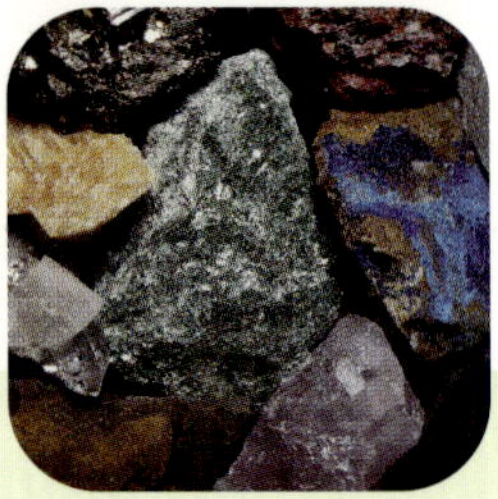

INHALT

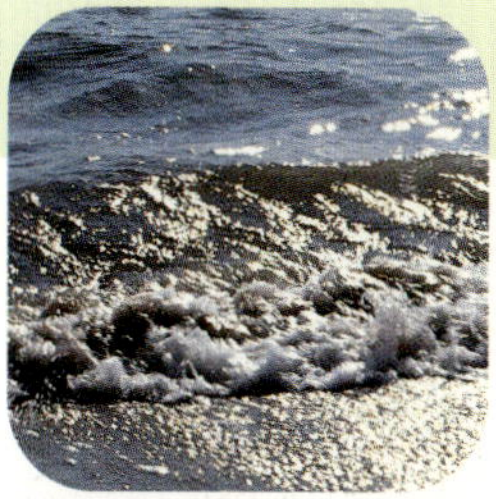

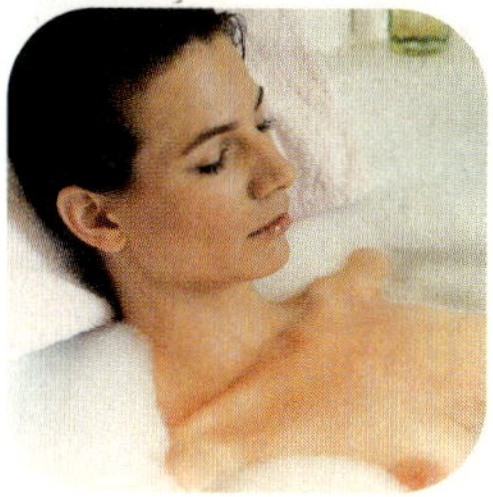

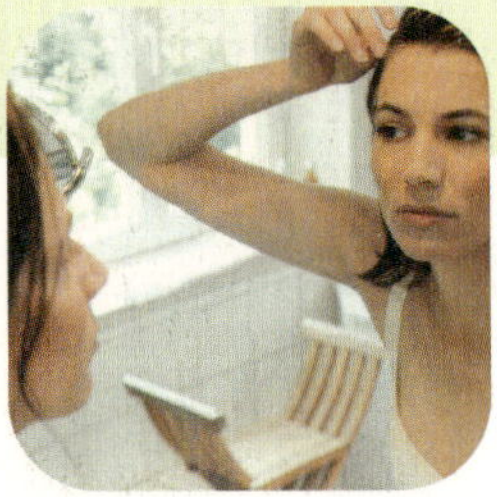

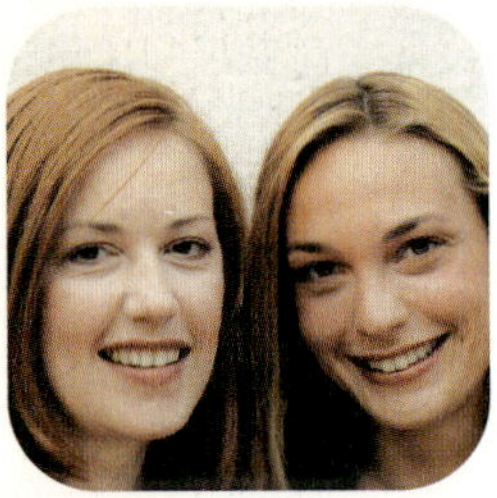

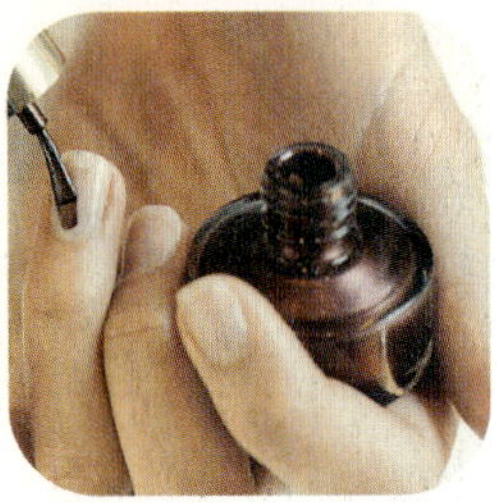

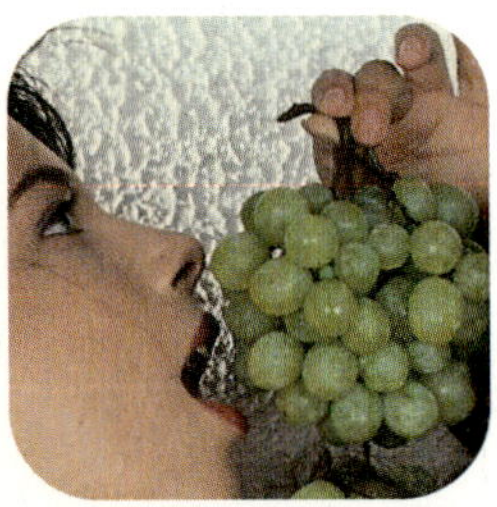

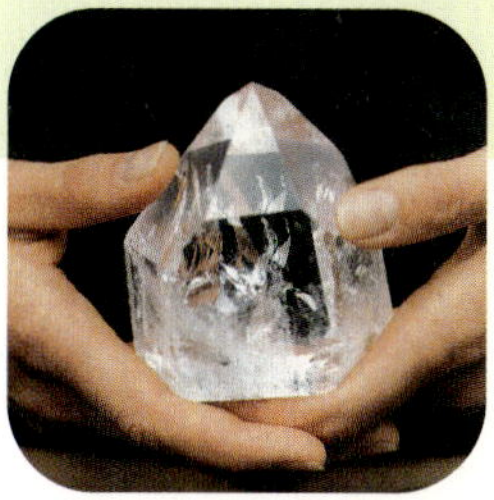

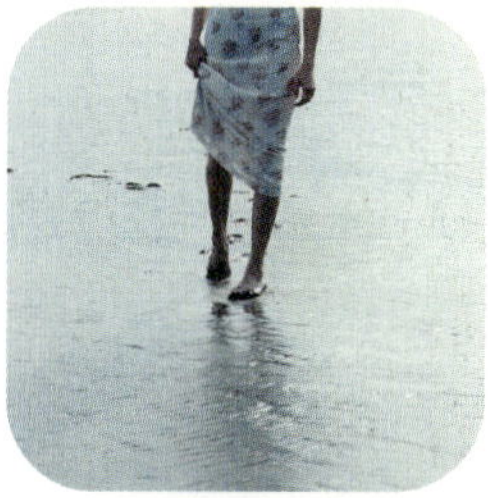

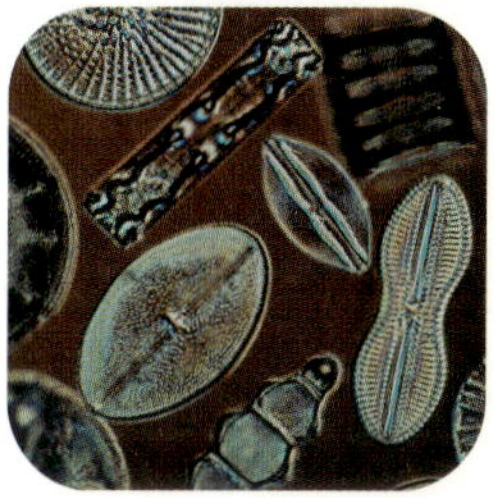

VORWORT

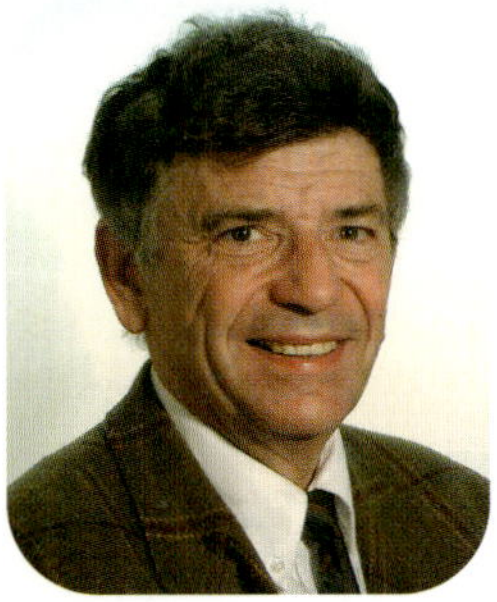

Als sich vor Jahrmillionen mit den Kieselalgen erste Lebensformen auf unserer Erde bildeten, spielte ein Stoff die entscheidende Rolle: Kieselsäure. Heute ist die Ursubstanz aus dem Erdreich ein gefragter Rohstoff in vielen Bereichen des täglichen Lebens. Das in der Kieselsäure enthaltene Silizium, nach Sauerstoff das zweithäufigste Element auf der Erde, ist die Basis für hochwertige Gesundheits- und Pflegemittel und einige wichtige Produkte der Hochtechnologie.

Alle Lebewesen benötigen Kieselsäure. Menschen wie Tiere brauchen sie für ihre normale Entwicklung, für Knochen, Knorpel und ein starkes Bindegewebe. Das Wachstum von Hörnern, Hufen und Vogelfedern ist dabei von der Menge des aufgenommenen Siliziums ebenso abhängig wie die Bildung von Haut, Haaren und Nägeln beim Menschen. Auch Pflanzen nutzen diese lebenswichtige Substanz: Dort ist sie Bestandteil der Stützgewebe und macht sie widerstandsfähiger gegen Krankheiten und Schädlinge.

Eine der Ursehnsüchte der Menschheit ist die Sehnsucht nach der ewigen Jugend. Den Altersprozessen versucht die Kosmetikbranche eine Palette wirksamer, äußerlicher Schönheitspflegemittel entgegenzusetzen, die der Haut mehr natürliche Ausstrahlung und jugendliche Spannkraft verleihen: die Vitamine A, C und E, das Coenzym Q10, die Spurenelemente Selen und Zink. Vernachlässigt wird dabei jedoch oft die ergänzende Schönheitspflege von innen. Das in der Kieselsäure steckende Silizium nährt das Bindegewebe und kräftigt Haut, Haare und Nägel. Es schenkt uns Schönheit von innen.

Bei vielen Zivilisationskrankheiten wird Kieselsäure eine ursächliche Schlüsselrolle zugeschrieben. Daher nehmen Experten an, dass die derzeitige Siliziumversorgung der Menschen nicht ausreichend ist. Dies gilt vor allem im Alter.

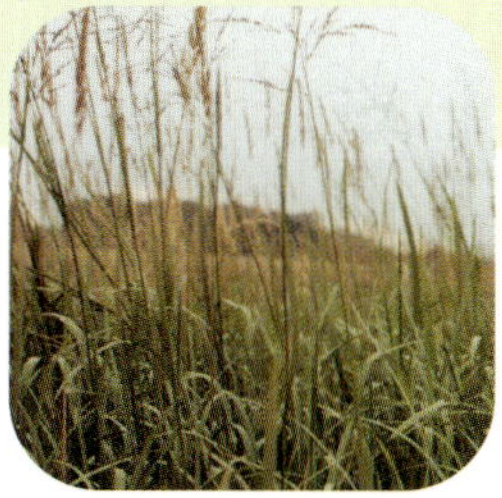
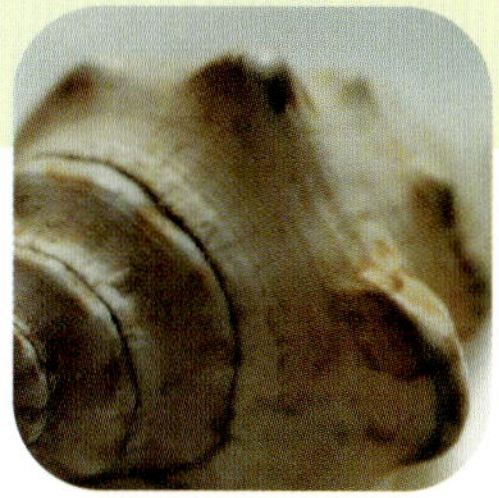
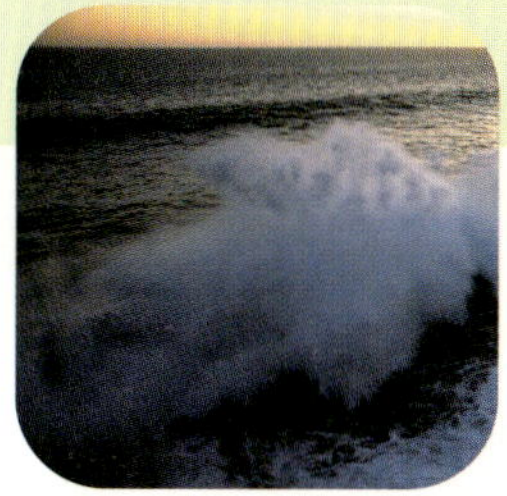

Dann nämlich steigt die Bedeutung der Kieselsäure für den Menschen. Die Haut, das Kollagenbindegewebe der Arterien, der Knochen und Knorpel werden spröde und verlieren mehr und mehr an Substanz, die ersetzt und repariert werden muss. Zudem stärkt Kieselsäure die Immunabwehr und unterstützt das Verdauungssystem. Allein aus dieser kleinen Aufzählung lässt sich ablesen, warum die Substanz von vielen Experten als Lebensmineral und Grundlage für gesundes Aussehen und Regeneration empfohlen wird.

Erfahren Sie in diesem Buch Wissenswertes über die einzigartige Wirkung des Naturstoffes Kieselsäure – einen Schlüssel für Gesundheit und schöne Haut, Haare und Nägel – und über diejenigen Vitalstoffe, welche die Wirkung der Kieselsäure unterstützen. Dieser Ratgeber liefert wichtige und praktische Informationen und gibt Tipps zur Erzielung eines gesunden Aussehens und für mehr Vitalität auf natürliche Weise.

Prof. Dr. Dr. Reinhard E. Wodick,
Universität Ulm, September 2001

Kie

// NATÜRLICH

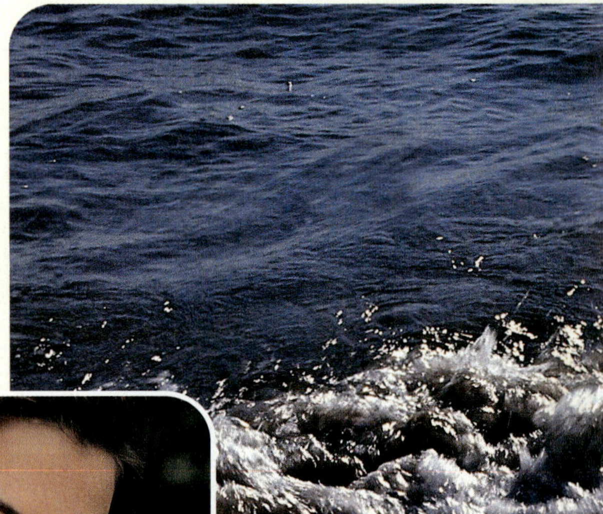

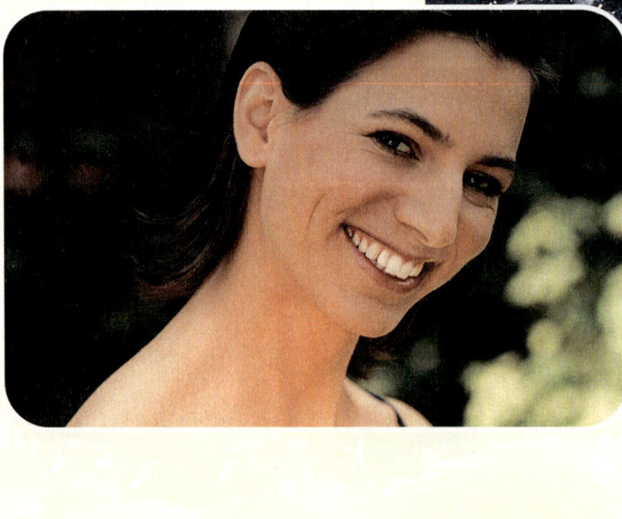

selsäure

SCHÖNHEIT AUS DER URSUBSTANZ SILIZIUM //

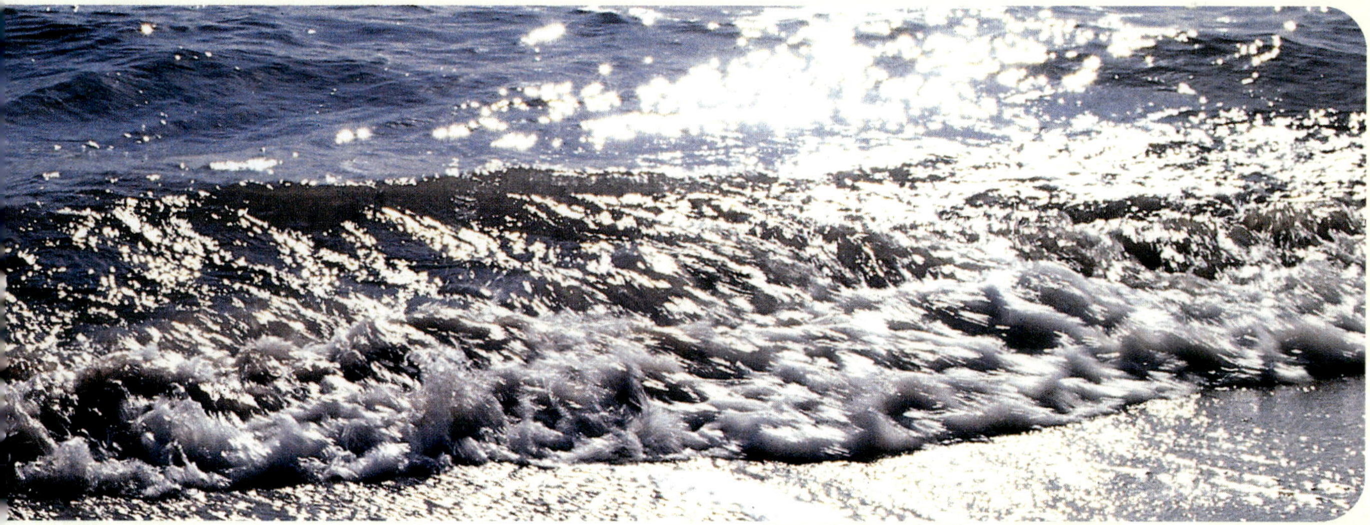

1

Kieselsäure ist das mehr als 100 Millionen Jahre alte Erbe von Milliarden Kieselalgen, deren Nachfahren noch heute unsere Meere bevölkern. Das Schönheitselixier setzt die Visitenkarten unseres Körpers – Haut, Haare und Nägel – bestens in Szene. Es stärkt das Bindegewebe, das Immunsystem, Knochen und Gelenke, lässt sich leicht anwenden und hilft ohne Risiken und Nebenwirkungen.

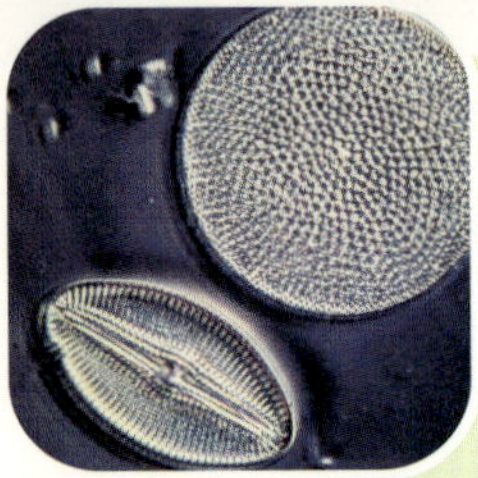

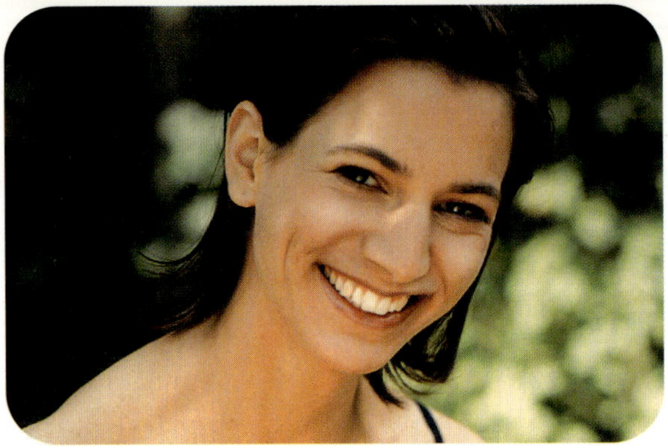

Unser Äußeres ist das sichtbare Spiegelbild unserer inneren Befindlichkeit.

Balsam für den Körper

Gewiss kennen Sie diese Situation: Sie sitzen einer Frau gegenüber und unwillkürlich ruht Ihr Blick auf ihren Fingernägeln, auf den Haaren, auf der Haut. Unvermittelt kommt Ihnen dabei der Gedanke: »Wie macht die das bloß, dass die immer so gesund aussieht – und das ohne viel Schminke?« Oder das Gegenteil: »Die hat zur Zeit wohl viel Stress um die Ohren.« Oder im schlimmsten Fall: »Ist die etwa krank?« Fast wie selbstverständlich begreifen Sie, was die Erscheinung Ihres Gegenübers offenbart: das äußerlich sichtbare Spiegelbild der inneren Befindlichkeit.

Unser Organismus sendet Signale aus

Unwillkürlich verrät unser Äußeres einiges über unseren persönlichen Wohlfühlpegel. Die strenge Kerbe im Mundwinkel, die fahle, welke Haut, stumpfe Haare mit gespaltenen Spitzen und unansehnliche Fingernägel sind untrügliche Signale für Stress, Unwohlsein oder sogar Krankheit. Sie lassen sich auch durch kosmetische Raffinessen nur bedingt verbergen: Natürliche Schönheit kommt eben von innen.

Beim Menschen ist die Bildung der Nägel von der aufgenommenen Kieselsäuremenge ebenso abhängig wie bei Tieren das Wachstum von Hörnern, Hufen und Vogelfedern – letztere bestehen zu 70 Prozent aus der Natursubstanz.

Kieselsäure setzt in Szene

Kieselsäure ist ein Naturstoff, der von innen wirkt. Er setzt die Visitenkarten unseres Körpers – Haut, Haare und Nägel – bestens in Szene. Die Substanz stärkt das Bindegewebe, hilft der Haut, Feuchtigkeit zu binden, glättet Falten und lässt uns frischer und jünger aussehen. Besonders jedoch kräftigt das Schönheitselixier die Haare und festigt die Fingernägel.

Fühl dich wohl in deiner Haut!

Eigentlich ist das schon eine ganze Menge, aber es kommt noch besser: Neben diesen äußerlich sichtbaren Effekten stärkt Kieselsäure unsere Abwehr und führt ganz nebenbei dazu, dass sich unser Allgemeinbefinden bessert – und das wiederum können andere prompt an unserem Teint, an den Haaren und Nägeln ablesen. Wir fühlen uns stark und wohl in unserer Haut. Was wollen wir mehr?

Schönheit kommt nie über Nacht

Kieselsäure – ein Wundermittel? Nein, so etwas verspricht höchstens die unseriöse Werbung. Schönheit kommt nicht über Nacht, und schnell zu reparieren, was nachlässige Pflege und durchfeierte Nächte über Monate angerichtet haben, vermag Kieselsäure nicht. Geduld ist gefordert in einem mindestens vier Wochen dauernden »Repair«-Prozess. Die frappierende Wirkung des Naturstoffes ist der Lohn für die Disziplin. Die lange Wartezeit hat einen einfachen Grund: Ein Fingernagel braucht etwa ein halbes Jahr, bis er vollständig nachgewachsen ist, die Haut benötigt für die Regeneration etwa 28 Tage, und Haare wachsen pro Monat etwas mehr als einen Zentimeter.

Kleine Menge – große Wirkung

Das Potenzial der Kieselsäure wurde lange Zeit unterschätzt – wohl auch deswegen, weil das in der Kieselsäure enthaltene Silizium im Körper des Menschen nur in winzigen Mengen vorkommt. Gerade einmal 1,4 Gramm von diesem Spurenelement enthält unser Organismus. Keine Überraschung also, dass die auf den ersten Blick unscheinbare Substanz Forscher jahrelang in die Irre führte und auch bei Schulmedizinern wenig Eindruck hinterließ.

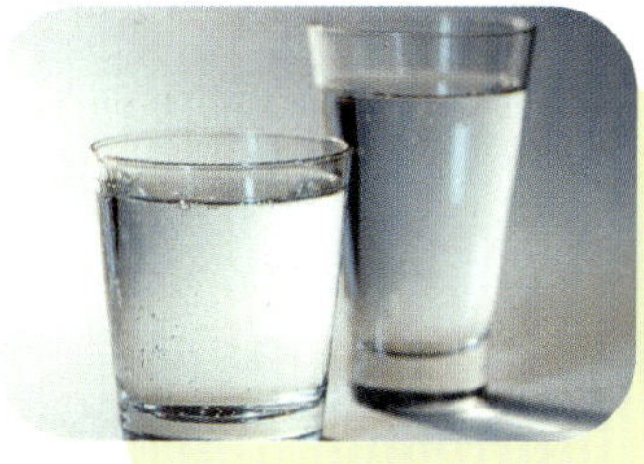

Erst 1972 entdeckte die amerikanische Wissenschaftlerin und Kieselsäurespezialistin Edith Muriel Carlisle, dass Silizium für den Körper des Menschen essen-

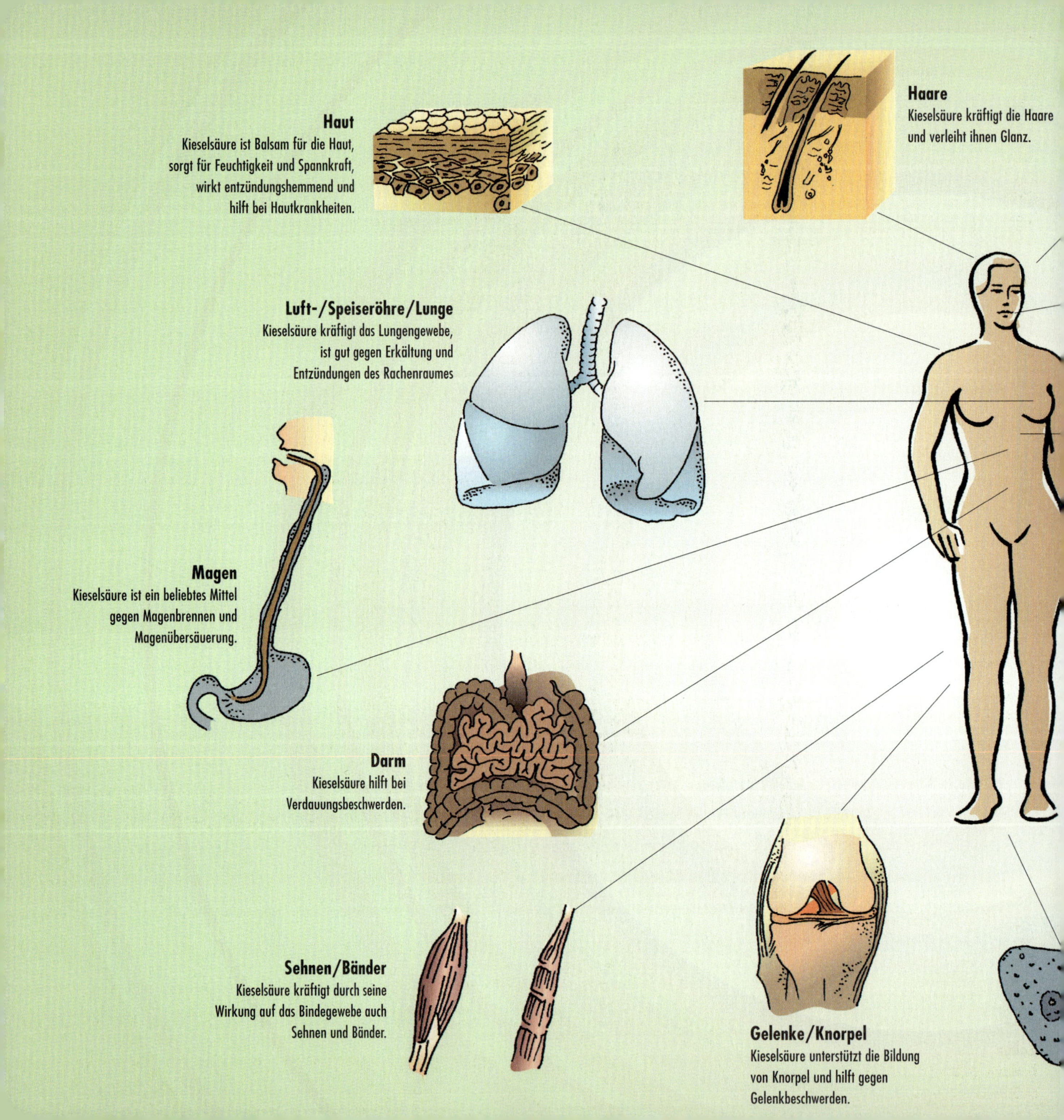
Haut
Kieselsäure ist Balsam für die Haut, sorgt für Feuchtigkeit und Spannkraft, wirkt entzündungshemmend und hilft bei Hautkrankheiten.
Haare
Kieselsäure kräftigt die Haare und verleiht ihnen Glanz.
Luft-/Speiseröhre/Lunge
Kieselsäure kräftigt das Lungengewebe, ist gut gegen Erkältung und Entzündungen des Rachenraumes
Magen
Kieselsäure ist ein beliebtes Mittel gegen Magenbrennen und Magenübersäuerung.
Darm
Kieselsäure hilft bei Verdauungsbeschwerden.
Sehnen/Bänder
Kieselsäure kräftigt durch seine Wirkung auf das Bindegewebe auch Sehnen und Bänder.
Gelenke/Knorpel
Kieselsäure unterstützt die Bildung von Knorpel und hilft gegen Gelenkbeschwerden.

KIESELSÄURE – DAS MULTITALENT

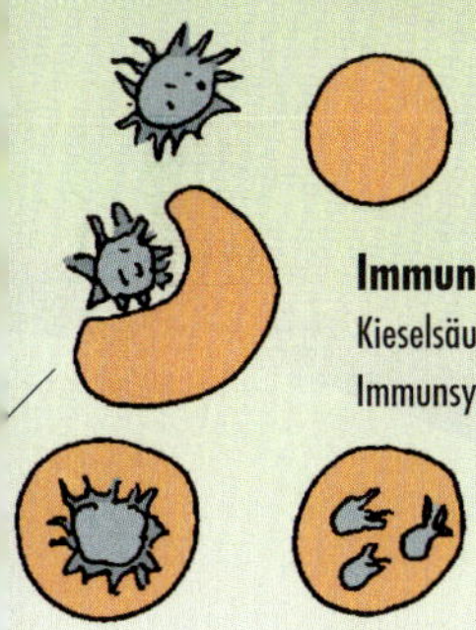

Immunsystem
Kieselsäure hilft unserem Immunsystem auf die Sprünge.

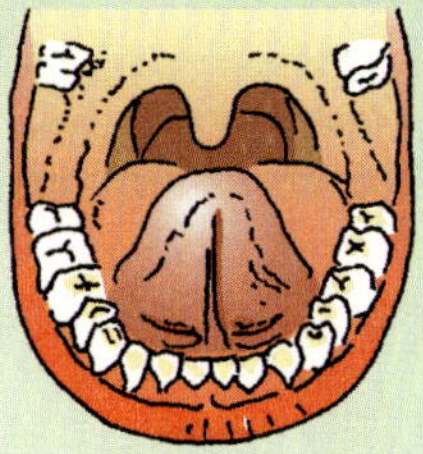

Mund
Kieselsäure hilft bei Entzündungen der Mundschleimhaut und des Zahnfleisches.

Zähne
Kieselsäure ist wichtig für den Aufbau der Zähne.

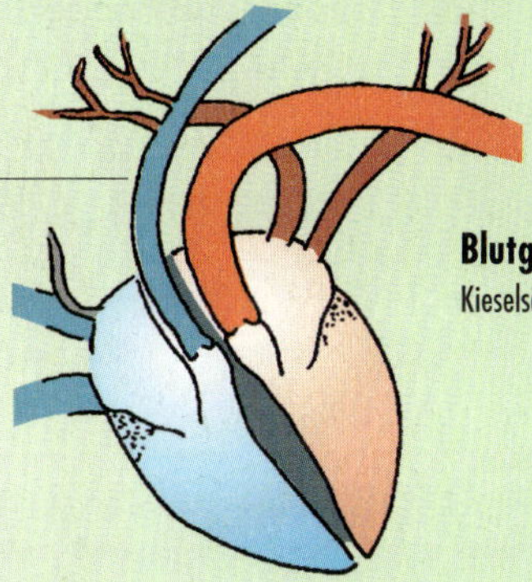

Blutgefäße
Kieselsäure hält die Blutgefäße elastisch.

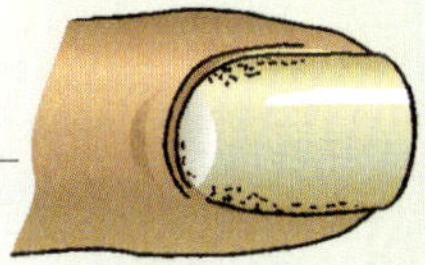

Nägel
Kieselsäure festigt die Nägel.

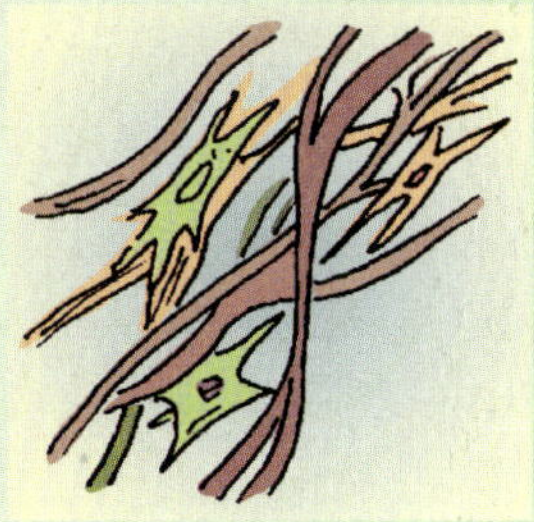

Bindegewebe
Kieselsäure stärkt das Bindegewebe, macht es elastischer und verleiht ihm mehr Spannkraft.

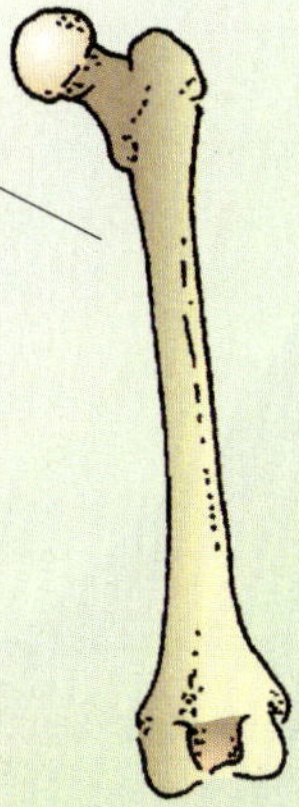

Knochen
Kieselsäure ist ein Nähr- und Aufbaustoff für die Knochen.

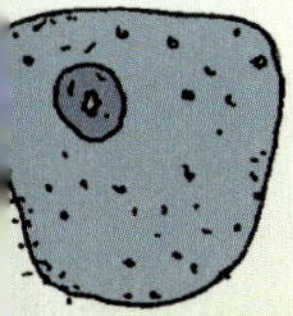

Zellen
Kieselsäure spielt im Stoffwechsel der Zellen eine wichtige Rolle.

ziell, also lebensnotwendig ist. Ohne Zufuhr von Silizium in Form von Kieselsäure über die Nahrung oder das Trinkwasser werden wir krank. Mittlerweile haben Forscher aus aller Welt die Bedeutung der Substanz als Baustoff für Knochen, Knorpel, Bindegewebe, Sehnen und Bänder erkannt und nachgewiesen.

Ein Stoff für viele Fälle

Kieselsäure – ein Naturprodukt für die gesunde Schönheit

Kieselsäure – genauer: das in ihr enthaltene Spurenelement Silizium – übernimmt zahlreiche Aufgaben in unserem Körper. Die wichtigste ist zweifellos ihre Rolle bei der Bildung von Bindegewebe und damit ihre Bedeutung für die Struktur von Haut, Haaren und Nägeln. Darüber hinaus ist Kieselsäure ein Nähr- und Aufbaustoff für das Stützgewebe, für Knochen, Knorpel und Zähne. Die Substanz trägt zur Elastizität der Blutgefäße bei und verringert so das Risiko einer Arteriosklerose. Sie wirkt entzündungshemmend, stimuliert unser Immunsystem und redet ein gewichtiges Wörtchen im Stoffwechsel mit.

Kieselsäure – was ist das?

Silizium tritt auf unserer Erde in natürlichem Zustand nie als Single in Erscheinung, sondern begegnet uns immer gemeinsam mit anderen Substanzen, zum Beispiel mit Sauerstoff: Der Fachmann bezeichnet diese Verbindung als Siliziumdioxid (chemische Formel: SiO_2). Sie liegt in der Natur in Form von Mineralien wie Bergkristall etc. und Kieselerde vor. Die Verbindung aus Silizium, Sauerstoff und Wasser heißt Kieselsäure; sie kann vom menschlichen Körper besser verwertet werden als reines Siliziumdioxid. Siliziumdioxid, Kieselsäure und die Salze der Kieselsäure (Silikate) sind die wichtigsten in der Natur vorkommenden Siliziumverbindungen.

HÄTTEN SIE'S GEWUSST?
Silizium ist neben Sauerstoff das zweithäufigste Element unserer Erde, denn seine Verbindungen machen mehr als 75 Prozent des Gewichtes von Erdkruste und Erdmantel aus.

Mal unscheinbar, mal Schmuckwerk

Vor Jahrmillionen als Sedimentablagerung entstanden, tritt Silizium je nach Kristallstruktur und Reinheitsgrad in vielen unterschiedlichen Verkleidungen auf. In einigen Fällen liegt es eher unscheinbar zu unseren Füßen: als Bestandteil von Sand, Kiesel, Feuerstein oder Gneis und Granit. In anderen Fällen wirft es sich mächtig in Schale und erstrahlt in seiner ganzen Pracht: Als Bergkristall, Achat oder Opal schmücken wir uns mit ihm.

Uraltes Erbe der Kieselalgen

Hinter der Kieselsäure, die wir heute im Dienste der Schönheit so vielfältig nutzen, steckt eine Vergangenheit von weit mehr als 100 Millionen Jahren. Damals bevölkerten Milliarden von winzigen Kieselalgen (Diatomeen) die Urmeere. Diese einzelligen Organismen hatten nichts anderes zu tun als zu fressen. Tag-

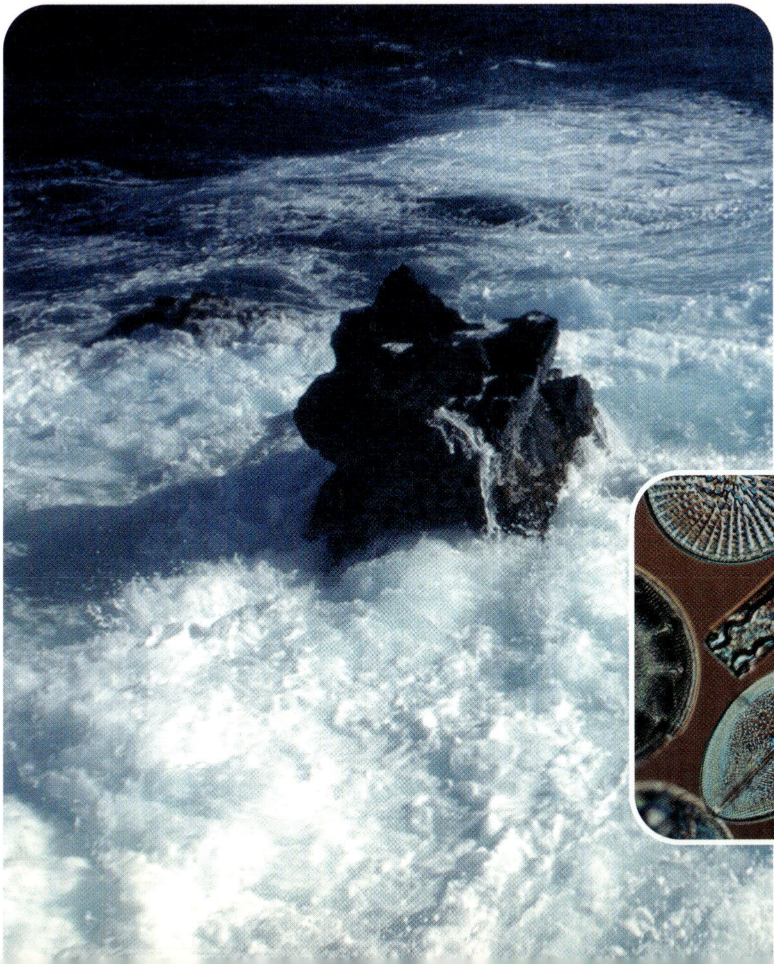

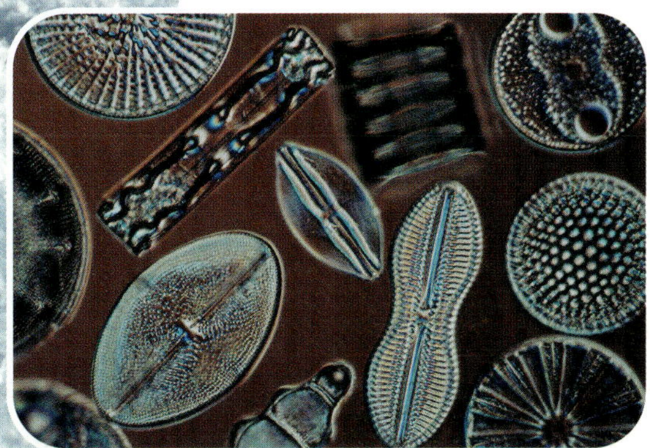

Seit Millionen Jahren und bis heute bevölkern Kieselalgen die Meere.

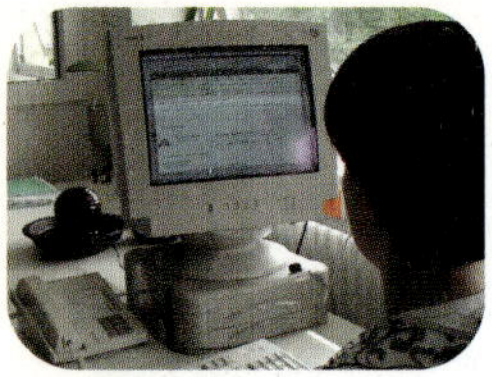
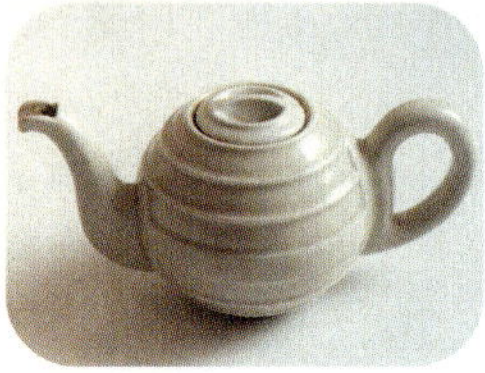
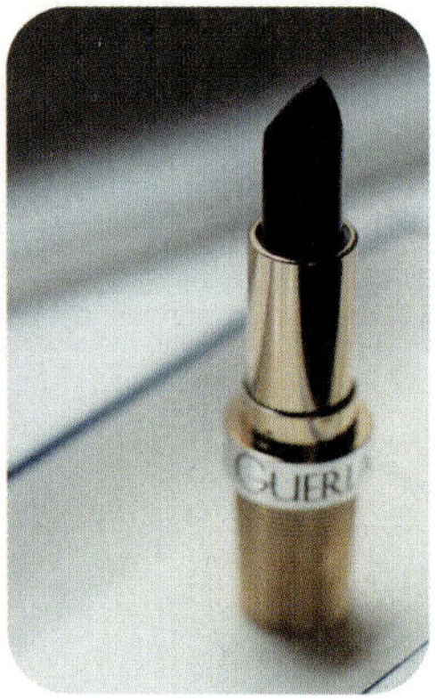
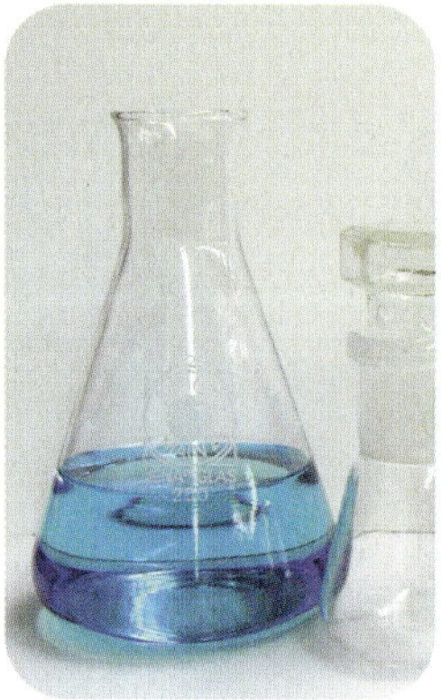
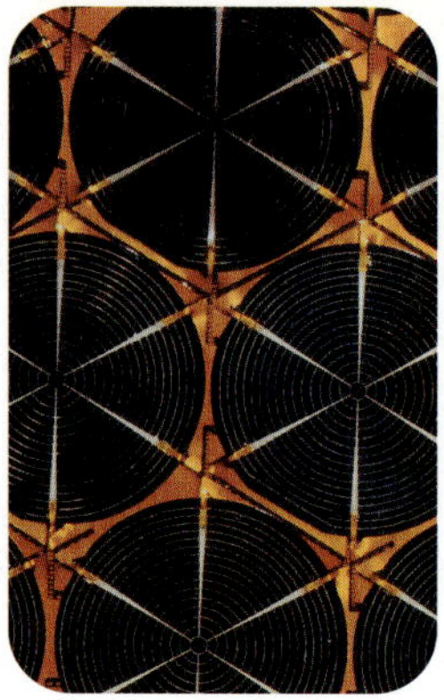
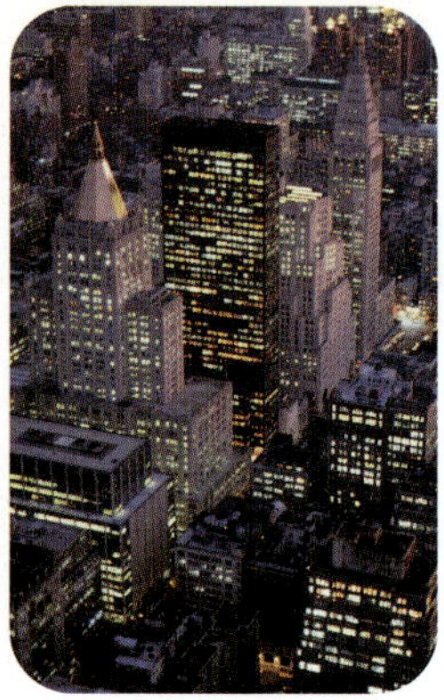

Siliziumverbindungen sind im Dienste der Menschheit vielseitig verwendbar.

ein, tagaus filterten sie Nährstoffe aus dem Wasser, darunter Mineralien und Spurenelemente wie Kalzium, Eisen, Kalium, Magnesium und vor allem Silizium in Form seiner Verbindungen. Mit Hilfe der Sonnenenergie bauten sie das Silizium in ihre Schalen, die Kieselpanzer, ein.

Gigantische Berge auf dem Grund der Meere

Die Algen starben im Laufe der Zeit ab, sanken auf den Grund der Meere und bildeten dort riesige Ablagerungen. Der organische Teil der Kieselalgen fiel nach und nach natürlichen Abbauprozessen zum Opfer. Die Skelette aus Siliziumverbindungen dagegen überdauerten die Zeit in Form von Kieselerde. Im Laufe von Jahrmillionen verwitterten sie, und so entstanden unter anderem Kies und Sand, deren siliziumhaltige Kristalle wir manchmal am Strand in der Sonne funkeln sehen.

Noch heute sind Kieselalgen in den Seen und Meeren unserer Erde zu Hause. Wie ihre Urahnen bauen sie rund um die Uhr Siliziumverbindungen in ihre Panzer ein, sterben, sinken zu Boden und bilden Kieselsäureberge riesiger Ausmaße. Die Kieselalgen kommen in gigantischen Mengen vor: Je nach Standort und Witterung schwankt ihre Zahl in der Arktis beispielsweise zwischen einer Million und einer Milliarde Zellen pro Kubikmeter Wasser.

Fossiles sorgt für Fortschritt

So häufig wie das Vorkommen auf der Erde, so vielfältig ist das Potenzial von Silizium und seinen Verbindungen zum Nutzen der Menschheit. Die Anwendungen für die gesunde Schönheit – ob als Nahrungsergänzungsmittel, heilendes Elixier oder in Kosmetika – decken nur einen winzigen Bereich ab.

Halbleiter mit Taktgefühl

Scheinbar ohne Grenzen ist die technologische Verwendbarkeit von Silizium. Mehr als 95 Prozent aller auf der Erde produzierten Solarzellen bestehen aus diesem Halbleitermaterial. Aus ihm werden Computer-Mikrochips und Transistoren hergestellt, Siliziumverbindungen geben den Takt moderner Uhren an, filtern Dieselrußpartikel aus Autoabgasen und sind als Material in der Medizintechnik gefragt. Sie werden für die Glasproduktion sowie für die Metallherstellung und -verarbeitung benötigt und sind wesentliche Bestandteile von Bau- und Werkstoffen wie Keramik, Ziegelstein, Beton, Steingut, Porzellan, Zement und Kunststoff. Silizium schützt sogar Gebäude: Um die Bausubstanz des Kölner Doms und des Berliner Reichstags zu konservieren, erhielten die Gebäude einen Anstrich aus elastischen Siliziumverbindungen.

MENSCHEN MIT ERHÖHTEM KIESELSÄUREBEDARF

- Schwangere
- Kinder
- chronisch Kranke
- Ältere
- Personen mit falschen Ernährungsgewohnheiten

So viel Kieselsäure benötigen Sie

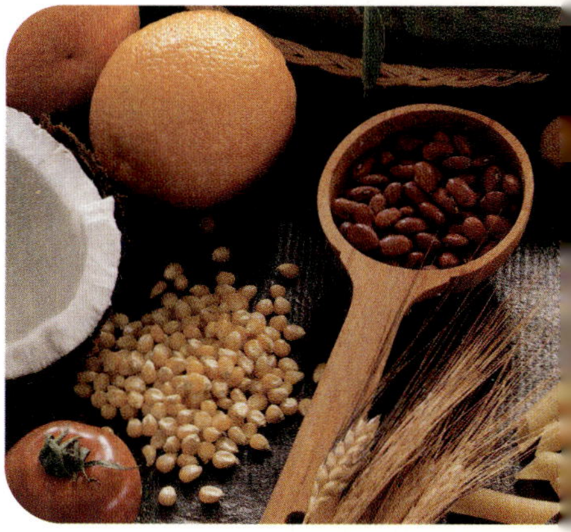

Genaue Angaben über den Silizium- bzw. Kieselsäurebedarf eines Menschen sucht man von offizieller Seite vergeblich. Auch die Deutsche Gesellschaft für Ernährung, die häufig zitiert wird, wenn es um Dosierungsempfehlungen für Vitamine, Mineralstoffe oder Spurenelemente geht, hat bislang keine Aussagen über den täglichen Bedarf an Silizium getroffen. Die beste Orientierung bieten einige Studien, nach denen der Mensch pro Tag 10 bis 40 Milligramm Silizium aufnehmen sollte. Das ist ungefähr diejenige Menge, die der Mensch über den Urin, den Stuhl, über Haut, Haare und Nägel pro Tag verliert. Unter Experten gilt dieser Wert als anerkanntes Maß für den täglichen Bedarf.

Ältere Menschen brauchen mehr

Schwangere, Kinder im Wachstum und chronisch Kranke benötigen besonders viel Kieselsäure. Die Versorgung bei Älteren ist ebenfalls kritisch. Denn mit zunehmendem Alter nimmt die Fähigkeit des Körpers ab, das Spurenelement Silizium aufzunehmen und zu verwerten, während zugleich sein Bedarf an zusätzlichen Gaben wächst.

Auch bei jüngeren Menschen kann es bereits zu einem Defizit im Körper kommen, und zwar durch falsche Ernährungsgewohnheiten. Fleisch enthält

TYPISCHE MANGELERSCHEINUNGEN

Was passiert, wenn der Körper nicht genügend Kieselsäure über die Nahrung aufnimmt?

Typische Anzeichen für einen Mangel sind:

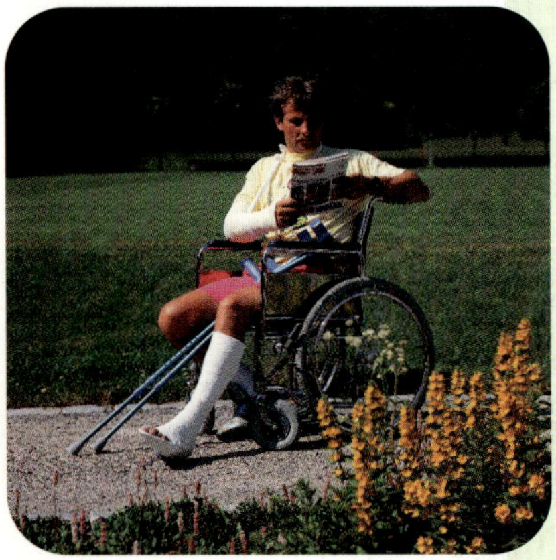

- erschlafftes, geschwächtes Bindegewebe
- vermehrtes Auftreten von Knochenbrüchen
- Wachstumsstörungen
- fahle und blasse Haut
- Hautunreinheiten
- Hautjucken

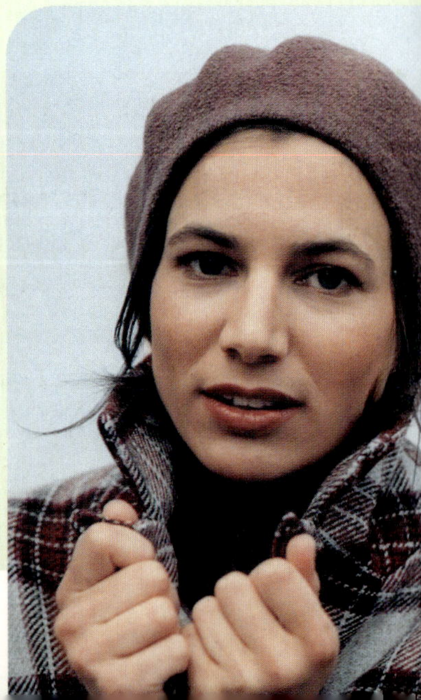

zum Beispiel fast gar keine Kieselsäure. Die Faustregel besagt: Wer sich überwiegend vegetarisch ernährt und Getreideprodukte aus vollem Korn (siliziumreich!) denen aus industriell verarbeitetem Weißmehl (siliziumarm!) vorzieht, ist auf der sicheren Seite (siehe Kapitel 6/Kieselsäure – eine ganz besondere Verbindung). Die zunehmende Nährstoffarmut unserer Böden lässt jedoch heutzutage so manches Vollkornprodukt ganz schön kieselsäurearm aussehen. In vielen Fällen bleibt dann nur ein Ausweg: Kieselsäure in Form von Nahrungsergänzungen zu sich nehmen.

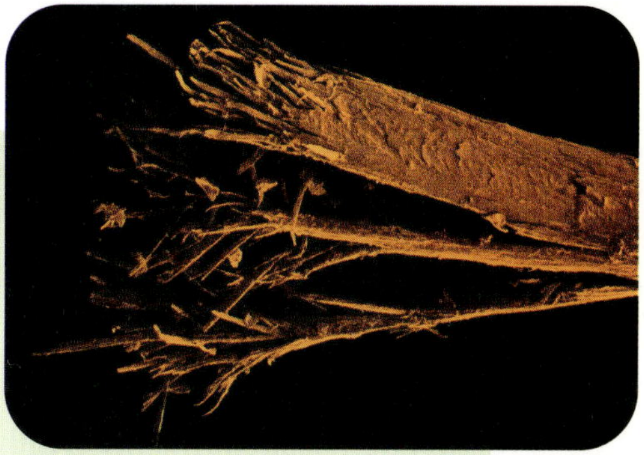

- stumpfe, gespaltene Haare
- Haarausfall

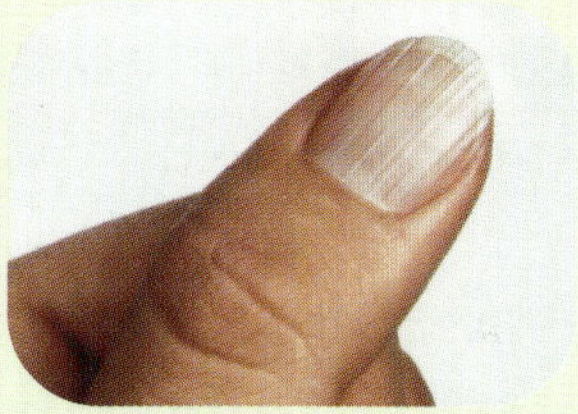

- unschöne,
  brüchige Nägel
- Probleme mit den Zähnen und dem Zahnfleisch

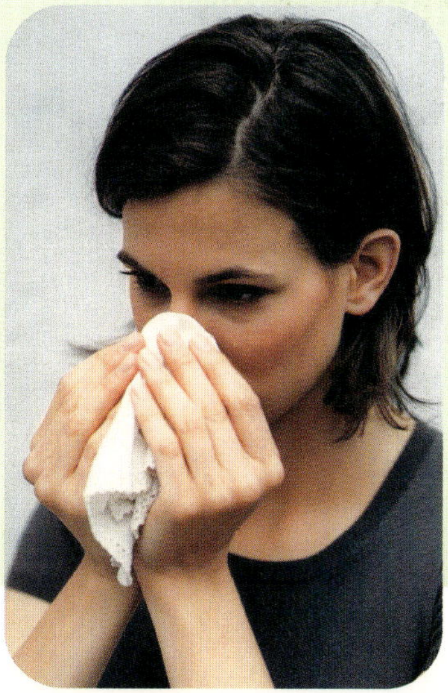

- geschwächte Bänder und Sehnen
- erhöhte Infektanfälligkeit
- allgemeines Schwächegefühl
- Menschen mit Siliziummangel frieren leicht

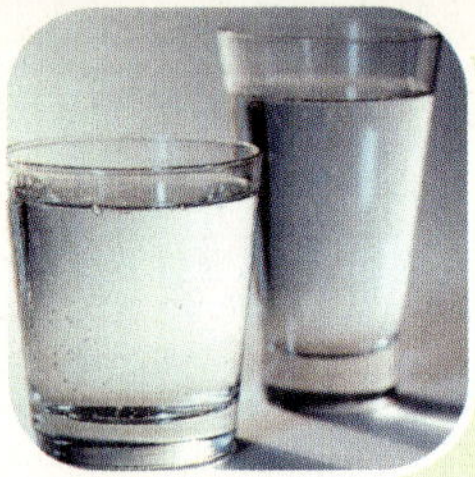

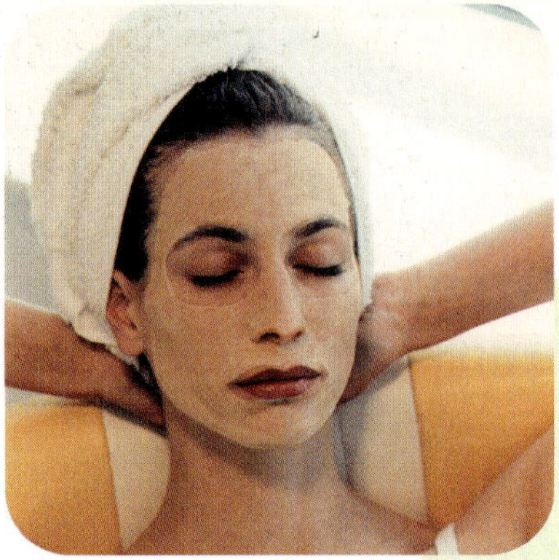

Darreichungsformen

DAS PLUS KOLLOIDAL GELÖSTER KIESELSÄURE
Siliziumverbindungen neigen dazu, chemische Verbindungen miteinander einzugehen und auf diese Weise riesige Molekülkomplexe – in der Natur zum Beispiel in Form von Quarz, Bergkristall oder Kieselerde vorkommend – zu bilden, die unser Organismus nur in geringem Maße nutzen kann. Um diese Molekülzusammenballungen zu verhindern, wird Kieselsäure mit Hilfe eines speziellen Verfahrens in einer größeren Menge Wasser aufgeschwemmt. So entsteht ein Kolloid, in dem Kieselsäure in

Wer Silizium im Dienste der Schönheit anwenden möchte, hat die Qual der Wahl: Siliziumprodukte werden in zahlreichen Varianten angeboten. Es gibt sie als Kieselsäure (Silizium, Sauerstoff und Wasser) und Kieselerde (Silizium und Sauerstoff = Siliziumdioxid), als Balsam oder Gel, Tablette, Pulver, Paste oder Puder.

Leicht verdaulich nur in sehr fein verteilter Form

Allen Produkten gemeinsam ist: Sie enthalten den gleichen Wirkstoff, das Spurenelement Silizium. Vieles spricht allerdings dafür, dass nicht alle Produkte gleich wirksam sind. Denn der menschliche Organismus hat zum Beispiel Mühe, Siliziumdioxid aufzunehmen, da sich die Substanz in Wasser fast nicht löst. In Form von wasserhaltiger Kieselsäure dagegen kann das Element besser vom Körper verwertet werden, sofern die Kieselsäure in stabiler »wasserlöslicher« Form vorliegt, also davon abgehalten wird, ihr Wasser wieder abzugeben. Dies geschieht beispielsweise dann, wenn man sie als Gel in kolloidalem Zustand zu sich nimmt, in dem die Kieselsäuremoleküle sich als winzig kleine Teilchen sehr fein im Wasser verteilen. Als Kolloide in Gelform sind sie »fast flüssig«, können leicht verdaut und vom menschlichen Organismus besonders gut verwertet werden. Ebenfalls noch relativ gut verdaulich – aber meist in zu

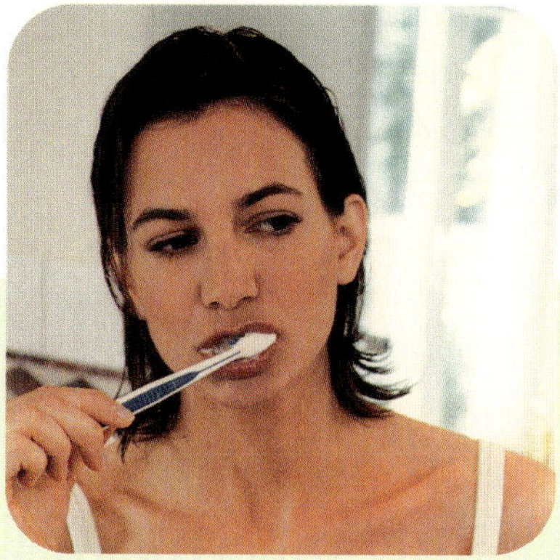

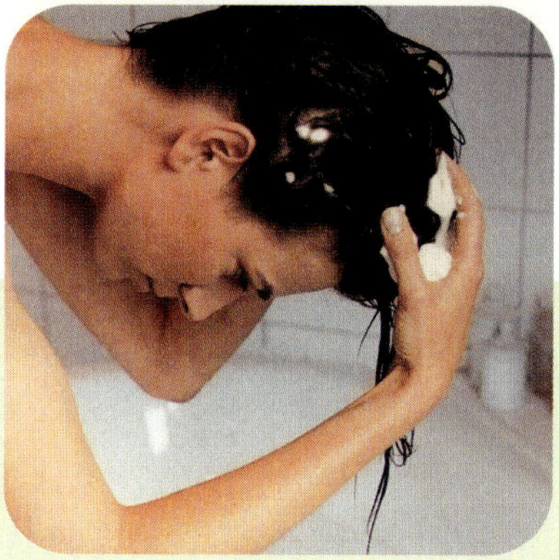

geringer Konzentration enthalten, um z. B. eine gesundheitsfördernde Wirkung auf das Bindegewebe zu erzielen – ist Kieselsäure in Pflanzen wie Ackerschachtelhalm und Brennnesseln. Die Siliziumverbindungen aus den Gerüsten der Kieselalgen wie der Kieselerde können dagegen nur sehr schwer von unserem Organismus verwertet werden.

INFO

Darauf sollten Sie beim Kauf achten!

- Bei Kieselsäureprodukten kommt es nicht so sehr auf den Gehalt an Silizium an, sondern vor allem auf die vom Körper aufnehmbare Siliziummenge: Achten Sie daher darauf, dass die Kieselsäure in sehr fein verteilter, für den Körper einfach aufzunehmender (kolloidaler, s. Seite 24) Form vorliegt. Erst dann zahlt sich der Kauf in barer Münze aus.
- Benötigt Ihr Körper Substanzen wie Vitamine oder Mineralstoffe, die einigen Kieselsäureprodukten beigemischt werden? Sind Sie bereit, dafür zu zahlen? Wenn nicht, dann verzichten Sie auf solche Beimischungen.

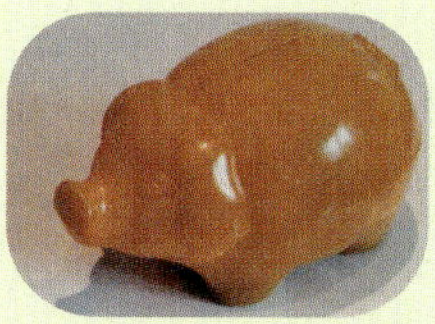

besonders fein verteilter Form vorliegt. In diesem Zustand stabilisiert sich die Kieselsäure und versucht nicht mehr, sich pausenlos zu riesigen Molekülverbänden zu formieren, die von unserem Organismus nur schwer zu »knacken« sind. Das Plus der winzigen, kolloidal gelösten Kieselsäuremoleküle: Sie können die Darmwand leicht passieren und gelangen ohne große Schwierigkeiten in unser Bindegewebe und an andere Stellen unseres Körpers.

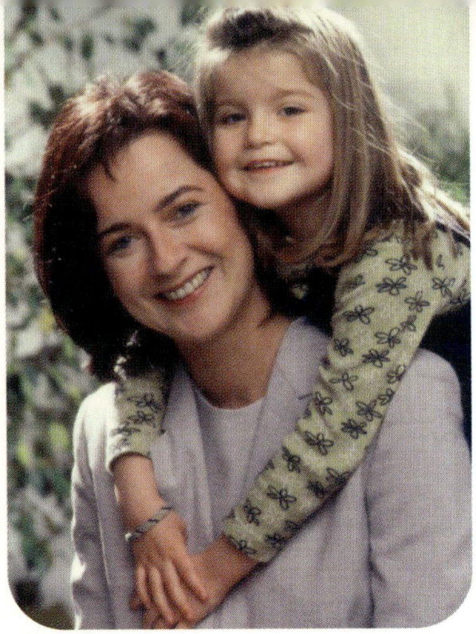

Wirkungsvoll und sanft: Selbst Kinder über 4 Jahre und Schwangere können Kieselsäure bedenkenlos nehmen.

Äußerliche und innerliche Anwendung möglich

Kieselsäure kann äußerlich und innerlich angewendet werden. Um einen dauerhaften und deutlich messbaren Erfolg für die Gesundheit, zum Beispiel bei Verdauungsbeschwerden oder entzündlichen Prozessen, sowie für die Struktur von Haut, Haaren, Nägeln und Bindegewebe zu erzielen, sollte die Substanz jedoch über die Nahrung oder besser noch in Form von Kieselsäureprodukten verzehrt werden. In speziellen Fällen bietet sich außerdem die zusätzliche äußerliche Pflege mit Cremes, Masken oder Salben, Gesichtswasser, Haarshampoos oder Zahnpasta an. Einige im Handel erhältliche Kieselsäureprodukte erfüllen beide Zwecke: Sie können innerlich wie äußerlich angewendet werden und zum Beispiel in Tees oder Mineralwasser gelöst oder in Müsli, Jogurt, die Tagescreme oder ein Haarpflegemittel gemischt werden.

Ohne Risiken und Nebenwirkungen

Täglich ein Stück Gesundheit und Schönheit ohne Risiko: Bei einer Zufuhr von Kieselsäure sind bislang keinerlei Nebenwirkungen nachgewiesen worden. Selbst Kinder über 4 Jahre, Schwangere und stillende Mütter können die Substanz bedenkenlos einnehmen. Für besonders sensible Gruppen (Kranke, Kinder unter 4 Jahren) gilt wie immer: Fragen Sie zunächst Ihren Arzt, Heilpraktiker oder Apotheker!

GROSSES SORTIMENT

Kieselsäureprodukte werden in zahlreichen Varianten angeboten: Balsam, Bonbon, Brausetablette, Creme, Gel, Gesichtswasser, Haarkur, Haarshampoo, Haarspülung, Tablette, Kapsel, Maske, Mundwasser, Paste, Peeling-Creme, Puder, Pulver, Reinigungsmilch, Salbe, Tropfen, Zahnpflegemittel.

WICHTIGER HINWEIS!

Da Kieselsäureprodukte häufig nicht nur die Wirksubstanz selbst, sondern auch Zusatzstoffe enthalten, sollten Sie die auf der Packung aufgeführten Inhaltsstoffe unbedingt vor dem Gebrauch kontrollieren: Bei einer bekannten Unverträglichkeit gegenüber einer der Substanzen sehen Sie bitte von der Einnahme ab!

Überschüssiges wird ausgeschieden

Gesundheitliche Schäden sind durch eine Überdosierung von Kieselsäure nach derzeitigem Kenntnisstand der Wissenschaft nicht möglich, da überschüssige Kieselsäure, die der Körper nicht verwerten kann, wieder ausgeschieden wird. Professor Karlheinz Schmidt von der Universität Tübingen verweist anders lautende Mitteilungen, in denen bisweilen von einem zunehmenden Harnsteinrisiko bei der Einnahme von Kieselsäure in hohen Dosierungen gesprochen wird, in den Bereich der Anekdoten (Schmidt, K.; 1998).

Kieselsäure und Pflanzenpower

Pflanzen nehmen Siliziumverbindungen in unterschiedlichen Mengen aus dem Boden auf. Vollkorngetreide enthalten zum Beispiel besonders viele Anteile dieses wertvollen Spurenelements (siehe Kapitel 6/Kieselsäure – eine ganz besondere Verbindung). Hohe Konzentrationen finden sich zudem in verschiedenen Heilpflanzen wie Schachtelhalm und Brennnessel. Mit ihnen lassen sich – allerdings in deutlich abgeschwächter Form – ähnliche Effekte auf das Bindegewebe sowie auf Haut, Haare und Nägel erzielen wie mit reiner, kolloidal gelöster Kieselsäure.

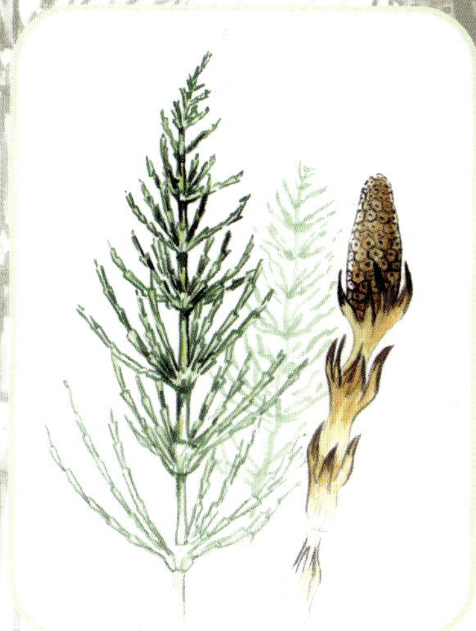

Der Ackerschachtelhalm

Der Ackerschachtelhalm – Siliziumlieferant Nummer eins

Der Schachtelhalm ist der Siliziumlieferant Nummer eins unter den Pflanzen. Vor Jahrmillionen wuchs er als stattlicher Baum bis zu 30 Metern Höhe. Heute

WICHTIGER HINWEIS!

- Ackerschachtelhalm sollte nicht über mehrere Wochen ohne Unterbrechung angewendet werden, weil es dann zu Reizungen des Magen-Darm-Systems kommen kann.
- Gehen Sie nicht ohne einen pflanzenkundigen Begleiter auf die Suche nach dem Ackerschachtelhalm, denn er hat giftige »Verwandte«, die der Laie nur schwer von dem Original unterscheiden kann. Sicherer und einfacher ist es, getrocknetes Schachtelhalmkraut in einem Kräutergeschäft zu kaufen.

So helfen Sie sich selbst: Anwendungen mit Ackerschachtelhalm

- **TEE:** Geben Sie einen gehäuften Teelöffel getrocknete Ackerschachtelhalmblätter in eine Tasse und überbrühen Sie den Ackerschachtelhalm mit heißem Wasser. Lassen Sie die Mischung einen Tag lang ziehen, erhitzen Sie diese am nächsten Tag erneut, gießen Sie den Tee durch ein Sieb und trinken Sie ihn warm.
- **BADEZUSATZ:** Geben Sie etwa eine Tasse getrocknete Ackerschachtelhalmblätter in einen Liter Wasser, lassen Sie die Flüssigkeit 5 bis 10 Minuten kochen, gießen Sie die Brühe anschließend durch ein Sieb und schütten Sie die Flüssigkeit zum Badewasser.
- **UMSCHLAG:** Erhitzen Sie getrocknete Schachtelhalmblätter im Wasserdampf (am besten in ein Sieb füllen und über einen Kochtopf hängen). Legen Sie die feuchten, noch leicht warmen Blätter auf sensible oder kranke Hautpartien und umwickeln Sie die Stellen mit einer Mullbinde oder einem Tuch. Nehmen Sie den Umschlag frühestens nach einer halben Stunde ab.

treffen wir die Pflanze in Form des viel kleineren Ackerschachtelhalms (Equisetum arvense) an, die gerade einmal 50 Zentimeter hoch wird.

Wegen seines hohen Gehaltes an Kieselsäure und Kieselsäuresalzen wird der Ackerschachtelhalm schon seit langem als Heilpflanze und als Pflege- und Stärkungsmittel für Bindegewebe, Haut, Haare und Nägel geschätzt. Je nach Standort enthält er bis zu 16 Prozent Siliziumverbindungen. In der Volksmedizin wird die Pflanze außerdem zur Blutreinigung sowie gegen Rheuma und Gicht empfohlen. Unsere Vorfahren nutzten den Schachtelhalm wegen seines hohen Kieselsäuregehaltes zum Polieren und Scheuern von Zinngefäßen. Daher kommt auch sein landläufiger Name Zinnkraut.

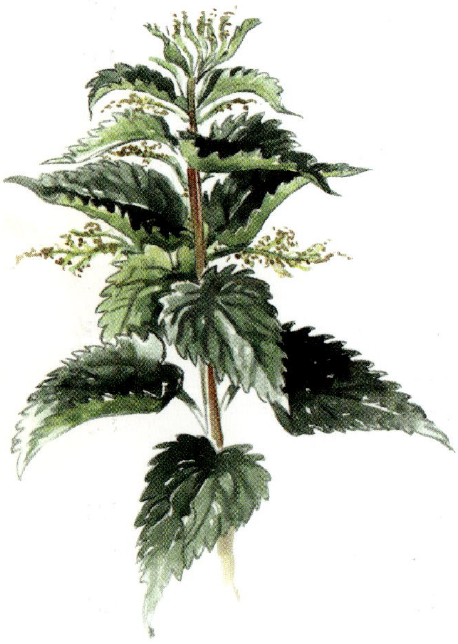

Die Brennnessel

Die Brennnessel – ein unterschätztes Kraut

Die Brennnessel (Urtica dioica), die wegen ihrer gefürchteten Brennhaare gemieden wird, ist entgegen landläufiger Meinung mehr als ein »Unkraut«. Aus den Blättern der Pflanze lässt sich zum Beispiel ein schmackhaftes, spinatähnliches Gemüse zubereiten, und wegen ihres hohen Wirkstoffgehaltes (unter anderem Kieselsäure) wird sie seit langem als Heilpflanze geschätzt. Naturheilkundler wenden sie bei Heuschnupfen, Arthritis, Anämie, als blutstillendes Mittel bei Wunden und gegen juckende Hautbeschwerden, Hautallergien, Insektenstiche sowie Ekzeme an.

Ihr persönlicher Gesundheits-Check: Brauchen Sie Kieselsäure?

Leben Sie gesünder mit Kieselsäure? Beantworten Sie die folgenden Fragen, zählen Sie die Punkte zusammen und lesen Sie die Auswertung.

1. Haben Sie gespaltenes oder stumpfes Haar?	ja	(2)
	bisweilen	(1)
	nie	(0)
2. Leiden Sie an Haarausfall?	ja	(2)
	manchmal	(1)
	nie	(0)
3. Sind Ihre Fingernägel brüchig oder weisen sie Rillen auf?	ja	(2)
	nein	(0)
4. Ist Ihr Bindegewebe geschwächt/Haben Sie Cellulite?	ja, stark	(2)
	ja, etwas	(1)
	nein	(0)
5. Haben Sie unreine Haut, erscheint sie Ihnen faltig oder welk?	ja	(2)
	manchmal	(1)
	nie	(0)
6. Ist Ihre Haut häufig gerötet oder fleckig?	ja	(2)
	manchmal	(1)
	nie	(0)

7. Leiden Sie an Neurodermitis, Hautallergien oder anderen Hauterkrankungen?	ja		(2)
	manchmal		(1)
	nie	/	(0)
8. Leiden Sie an Gelenkerkrankungen oder an Osteoporose?	ja		(2)
	nein	/	(0)
9. Sind Sie besonders anfällig für Infekte oder ist Ihr Allgemeinbefinden geschwächt?	ja, sehr		(2)
	ja, etwas	/	(1)
	überhaupt nicht		(0)
10. Treten bei Ihnen Magenbeschwerden oder Verdauungsprobleme auf?	regelmäßig		(2)
	manchmal	/	(1)
	nie		(0)
11. Haben Sie Probleme mit Ihren Zähnen oder Ihrem Zahnfleisch?	häufig / immer		(2)
	manchmal	/	(1)
	nie		(0)
12. Sind Sie älter als 40 Jahre?	ja		(2)
	nein	/	(0)
13. Essen Sie regelmäßig Gemüse und Vollkorngetreide?	ja		(0)
	eher nicht	/	(1)
	nein		(2)

Testauswertung

Weniger als 5 Punkte

• Kieselsäure entbehrlich

Herzlichen Glückwunsch! Sie haben offensichtlich kein Kieselsäuredefizit.

6 – 14 Punkte

• Kieselsäure empfehlenswert

Achtung! Sie leiden zwar nicht an einem offensichtlichen Kieselsäuremangel, können von der Substanz aber dennoch profitieren. Schon nach ein paar Wochen regelmäßiger Einnahme werden Sie feststellen: Ihr Äußeres kommt besser zur Geltung, Ihr Allgemeinbefinden ist verbessert und Ihre Laune steigt.

Mehr als 15 Punkte

• Kieselsäure unbedingt erforderlich

Vorsicht! Einiges deutet bei Ihnen auf einen Kieselsäuremangel hin. Durch die Einnahme des Naturproduktes – am besten in Form einer Kur von zwei bis drei Monaten Dauer – können Sie auf jeden Fall gewinnen. Kieselsäure kommt der Gesundheit Ihres Körpers ebenso zugute wie der Schönheit Ihrer Haut, Haare und Nägel.

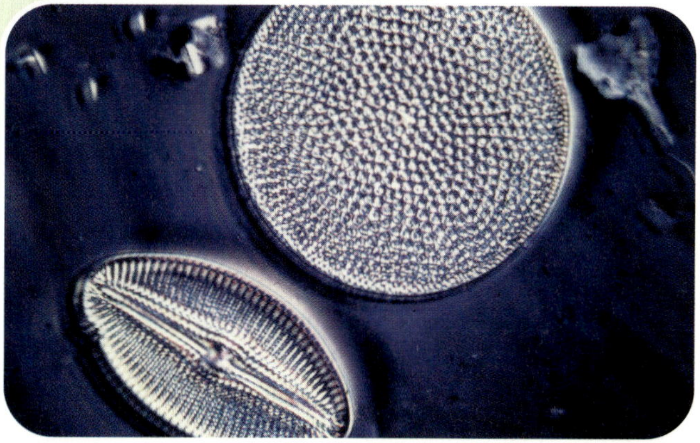

Star

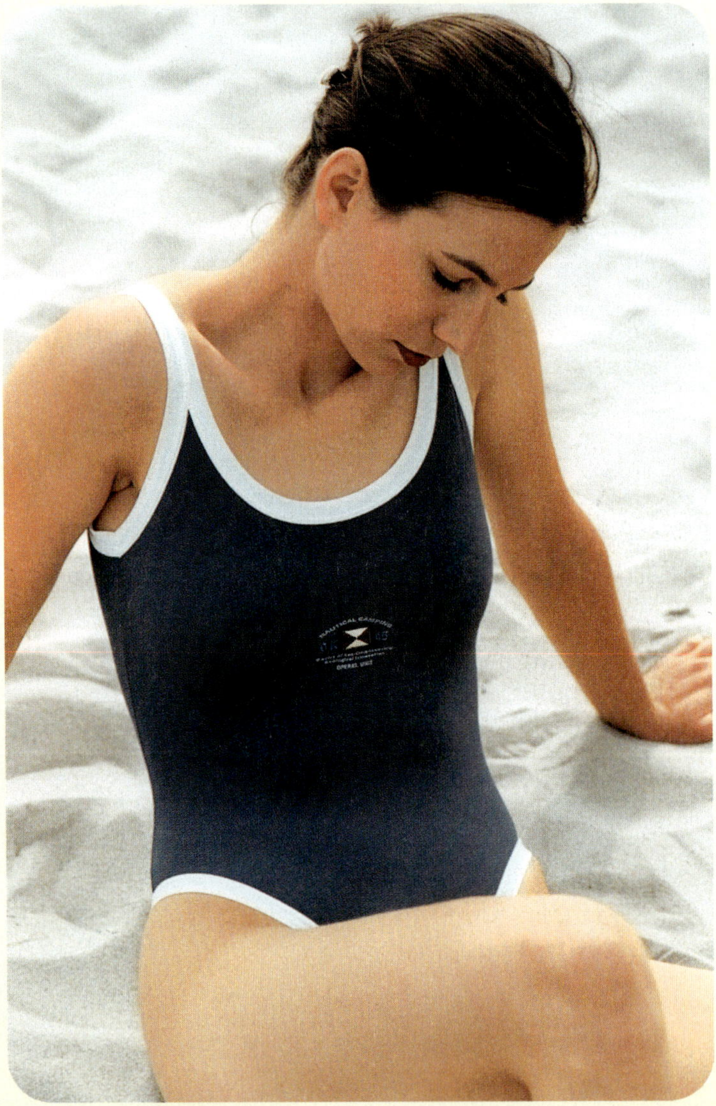

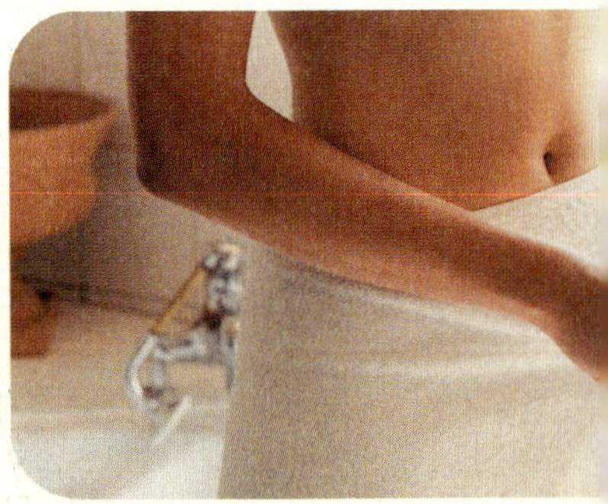

kes Bindegewebe

// DAS A UND O FÜR SCHÖNE HAUT, HAARE UND NÄGEL //

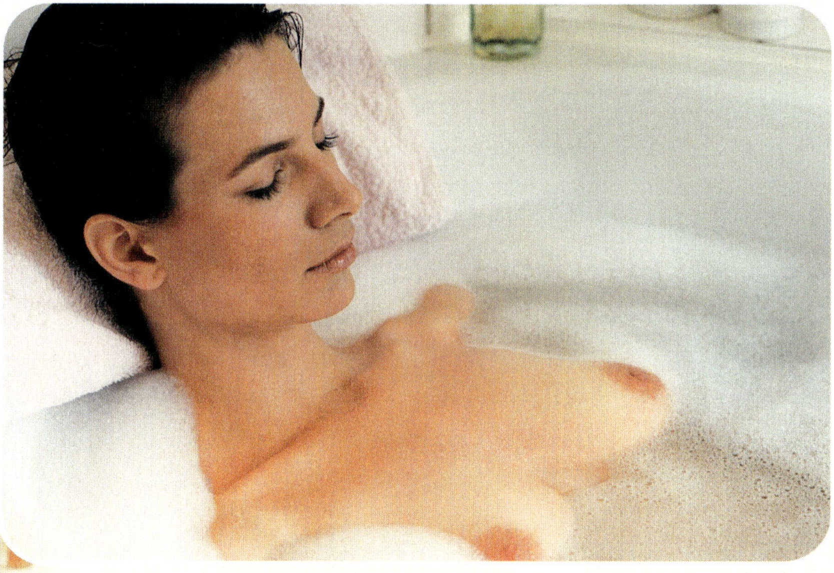

2

Ein gesundes, starkes Bindegewebe ist die Voraussetzung für straffe Haut, kräftige Haare und feste Fingernägel. Kieselsäure stärkt das Bindegewebe wie kaum eine andere Substanz. Sie reguliert den Feuchtigkeitshaushalt und unterstützt die Bildung von Kollagen. Zusammen mit den Faktoren Bewegung, Ernährung und Stressreduzierung bildet sie ein schlagkräftiges Team auf dem Weg zu natürlicher Schönheit.

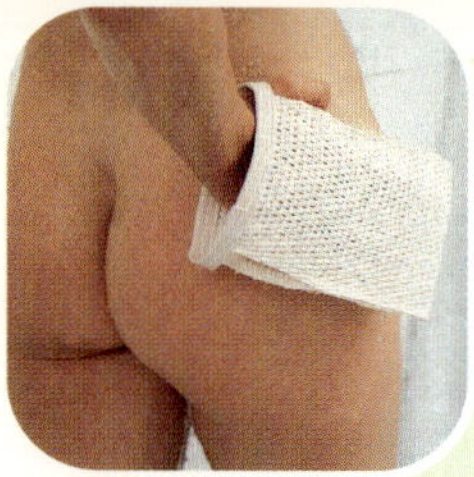

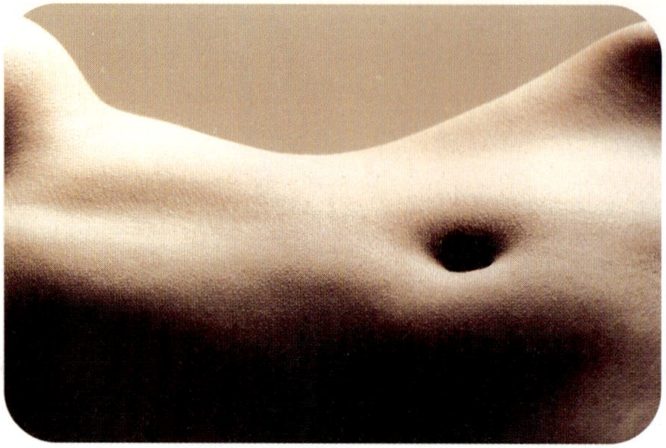

Millionen zwischen Wunsch und Wirklichkeit

Eine straffe und jugendlich zarte Haut vom Kopf bis zu den Füßen? Die perfekte Bikini-Haut also? Davon träumen fast alle Frauen. Zufrieden mit ihrem Körper sind dagegen die wenigsten, nicht einmal die Supermodells auf den Laufstegen. Denn wer lange genug sucht, entdeckt immer einen Makel an sich. Hinzu kommt: Schönheitsfehler, die in jungen Jahren noch leicht zu kaschieren waren, werden mit der Zeit immer deutlicher: Das Bindegewebe beispielsweise droht mit zunehmendem Alter aus den Fugen zu geraten und die Haut wird schlaffer. Dieser Prozess beginnt allerdings nicht erst mit der Midlife-Crisis, wie viele glauben, sondern kündigt sich bereits im Alter von 20 Jahren an.

LAUNE DER NATUR ODER NOTWENDIGKEIT? Cellulite betrifft nur Frauen.

INFO

Was gehört zum Bindegewebe?

Das Bindegewebe hält die Organe unseres Körpers zusammen. Zum Bindegewebe gehören unter anderem Bänder, Sehnen, Gelenkknorpel und -kapseln, Zwischenwirbelscheiben der Wirbelsäule, Nervengewebe, Darm- und Magenwände, Haut, Haare, Finger- und Zehennägel sowie das Gewebe, das die Organe und Blutgefäße umhüllt und verbindet.

Mit fortschreitendem Alter ist die Funktion des Bindegewebes zunehmend eingeschränkt. Das merken wir am Zustand der Haut – sie wird schlaff und faltig, der Haare – sie werden spröde, der Gelenke – sie büßen an Beweglichkeit ein, der Sehnen und Bänder – sie sind nicht mehr so belastbar wie in jungen Jahren. Bei den meisten Frauen zeigt sich die Bindegewebsschwäche früher oder später in Form von schlaffer Haut und Dellen vor allem am Po und an den Beinen. Auch die Neigung zu Krampfadern wird größer.

Und die Seele leidet

Ursache für das schlappe Gewebe ist meist die spezielle Haut- und Bindegewebsstruktur bei Frauen. Die Gesundheit wird dadurch zwar nicht beeinträchtigt, aber die Seele der Betroffenen leidet sehr. Sind doch gerade für Frauen Attraktivität und jugendliches Aussehen entscheidende Wohlfühlfaktoren. Männer haben das Problem mit dem unansehnlichen Bindegewebe, auch Cellulite genannt, von Natur aus nicht. Dabei könnten sie wahrscheinlich leichter über diesen Schönheitsfehler hinwegsehen, weil bei ihnen das Erscheinungsbild in vielen Fällen nicht so stark an das Selbstwertgefühl gekoppelt ist.

Das große Problem mit dem kleinen Unterschied

Die Ursache für den Unterschied zwischen den Geschlechtern ist ebenso einleuchtend wie einfach. Die Haut des Menschen ist aus drei Schichten aufgebaut. Sie besteht aus der äußeren Oberhaut, der darunter liegenden Lederhaut mit zugfestem Bindegewebe und der untersten Schicht, der so genannten Unterhaut mit bindegewebshaltigem Fettgewebe. Im Vergleich zum Gewebe der Männer ist die Unterhaut bei Frauen stärker, die Lederhaut dagegen weniger stark ausgeprägt. Zudem ist das Bindegewebe beim weiblichen Geschlecht nur locker und parallel vernetzt (siehe nebenstehende Abbildung) und bietet viel Raum für Fettzellen. Diese Struktur hat einen Vorteil: Sie ermöglicht dem Gewebe, sich bei Bedarf stark zu dehnen. Für eine Schwangerschaft ist dies eine sinnvolle Einrichtung von Mutter Natur.

Ist das Bindegewebe der Haut allerdings mit zunehmendem Alter geschwächt oder wird es durch eine übermäßige Fettzunahme sehr stark gedehnt, geben die lockeren Bindegewebsfasern den Fettzellen nicht mehr genügend Halt und können sich für das Auge sichtbar in Richtung Außenhaut wölben. Die Folge: Es entsteht Cellulite, bei der die Haut wie eine Orange oder eine Matratze aussieht. Entgegen eines weit verbreiteten Vorurteils sind auch schlanke Menschen vor diesen kleinen Dellen in der Haut nicht sicher, denn entscheidend dafür ist vor allem die genetische Veranlagung.

Männer haben das Problem mit der Cellulite nicht, weil bei ihnen die zug-

Unterschiedliche Vernetzung des Bindegewebes: Bei Frauen sind die Bindegewebsstränge der Unterhaut lediglich parallel vernetzt, bei Männern kommen zusätzliche Querverstrebungen hinzu.

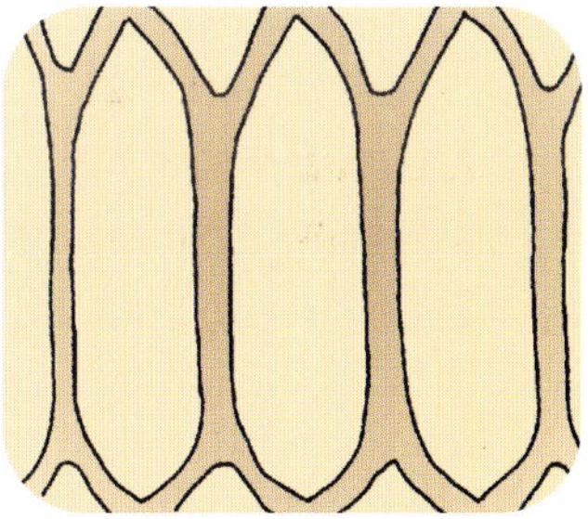

Frau

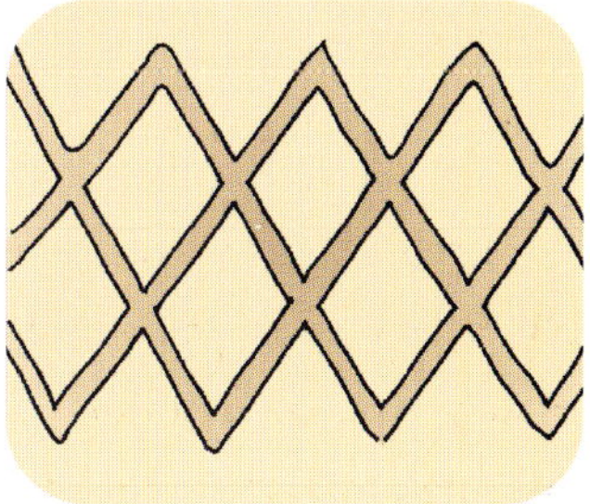

Mann

Exkurs: Aufbau der Haut

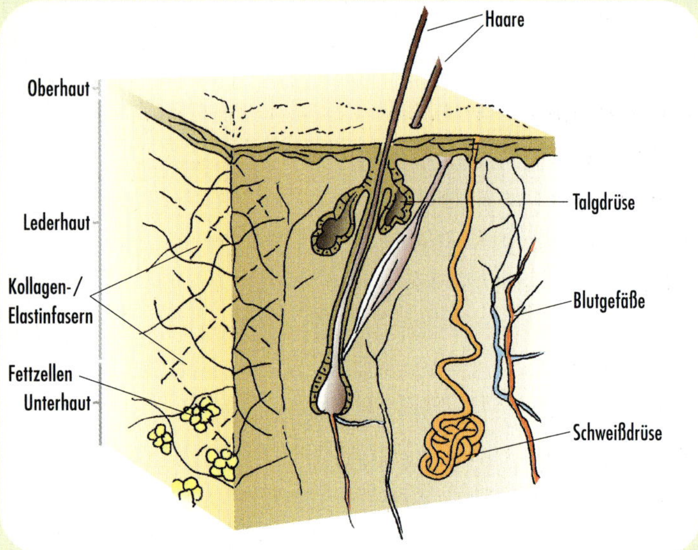

Aufbau der Haut

Die Haut des Menschen ist aus drei Schichten aufgebaut. Die unterste Schicht, die so genannte Unterhaut (Subcutis), setzt sich hauptsächlich aus lockerem Bindegewebe mit Fettzellen (Unterhautfettgewebe), Blutgefäßen und Nerven zusammen. Sie ist Wasser- und Nährstoffspeicher, und in ihr befinden sich spezielle Zellen unseres Immunsystems wie zum Beispiel Lymphozyten. Die Unterhaut fängt mechanische Belastungen ab und hält uns warm. Die Lederhaut (Corium) besteht aus vielen ineinander verflochtenen, zugfesten und elastischen Bindegewebsfasern und sorgt für die Elastizität und Reißfestigkeit der Haut. In ihr liegen Blutgefäße, die Nährstoffe herantransportieren, und Nerven, die Temperatur- und Berührungsreize weiterleiten, sowie Talgdrüsen, Gänge der Schweißdrüsen und Haarfollikel. Die Lederhaut speichert Flüssigkeit und ist Nährstoffreservoir. Sie ist mit der Oberhaut »verzahnt« und versorgt diese mit lebensnotwendigen Substanzen.

Die nach außen sichtbare Oberhaut (Epidermis) ist aus mehreren Lagen zusammengesetzt. Die äußerste, die Hornschicht, entsteht in den tiefer liegenden Bereichen der Oberhaut, wo permanent neue Zellen gebildet werden, die dann »nach außen wandern«, irgendwann absterben, verhornen und etwa 28 Tage nach ihrer Entstehung abgestoßen werden. Sie schützen den Körper gemeinsam mit Schweiß (Feuchtigkeit) und Talg (Mischung aus Wasser und Öl) vor chemischen und bakteriellen Einflüssen, halten die Haut geschmeidig und verhindern das Austrocknen der Oberfläche.

feste Lederhaut im Vergleich zur Unterhaut dicker ist und die Bindegewebsstränge der Unterhaut stärker miteinander vernetzt sind. Querverstrebungen haben das Fett besser im Griff – auch dann, wenn das Bindegewebe mit der Zeit an Spannkraft und Festigkeit verliert. Das Gewebe bleibt daher straffer, ist allerdings auch weniger dehnfähig. Da Männer aber nicht schwanger werden, können sie getrost auf diese Eigenschaft verzichten.

Schönheit für Haut, Haare und Nägel

Wer nach Gründen für eine fahle, faltige Haut, für stumpfe Haare und brüchige Nägel fahndet, schiebt häufig der äußersten Hautschicht, der Oberhaut, den schwarzen Peter zu und versucht dem Problem mit Pasten, Cremes und Masken beizukommen – oft vergeblich oder zumindest mit wenig dauerhaften Resultaten. Die Ursache liegt eine Etage tiefer, und zwar in den bindegewebshaltigen Hautschichten. Denn:

- Ist das Bindegewebe fest, präsentiert sich die Außenhaut automatisch faltenlos und straff. Falten werden erst bei einem schlaffen Bindegewebe richtig sichtbar. Das ist wie bei einer Straße: Ist der Untergrund porös und schlecht aufbereitet, passt sich die Teerdecke der tieferen Schicht an und wird bei Belastung schnell rissig und wellig.
- Die äußere Hautschicht enthält keine Blutgefäße und ist daher auf die Versorgung mit Nährstoffen aus den tiefer liegenden bindegewebshaltigen Schichten angewiesen. Nur wenn diese Gewebelagen intakt sind, können sie einerseits in ausreichendem Maße Wasser und Nährstoffe aus den Blutgefäßen an die Zellen der Haut, an Haare und Nägel liefern und andererseits schädliche und überflüssige Stoffwechselschlacken aus dem Gewebe abtransportieren. Auch für eine schnelle Reparatur und die Abwehr von Eindringlingen bei Verletzungen oder Entzündungen ist ein gesundes Bindegewebe Voraussetzung.

Ein gesundes Bindegewebe ist die Voraussetzung für

- **eine schöne Haut**
- **glänzende Haare**
- **kräftige Nägel**

Alptraum Cellulite

Cellulite und die damit einhergehenden Hautdellen und -runzeln an Oberschenkeln, Po, Hüften und Bauch sind der Alptraum vieler Frauen. Welch Gegensatz zwischen Anspruch und Wirklichkeit! Allein Schönheit und Vitalität werden in Fernsehspots, in Frauenzeitschriften und Magazinen tagtäglich mit einem positiven und selig machenden Lebensbild verknüpft. Präsentiert werden Körper, die

Orangenhaut, Zellulitis, Cellulitis oder Cellulite – so lauten die zahlreichen Bezeichnungen für ein schlaffes Bindegewebe, das bei Frauen an Po, Oberschenkeln, Hüften oder Bauch auftritt.

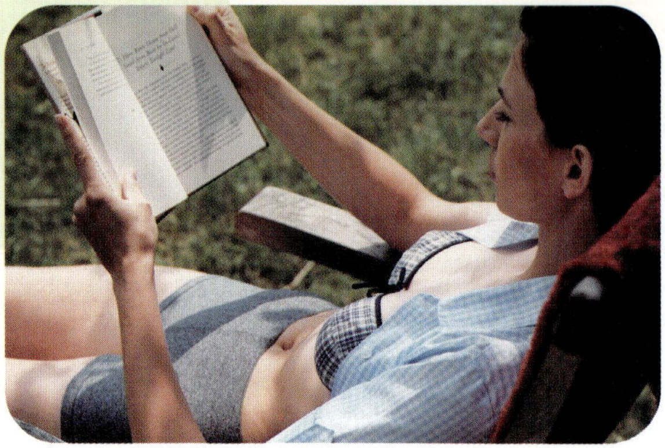
Mit Idealbildern für gutes Aussehen werden Frauen tagtäglich in den Medien konfrontiert.

scheinbar keinen Makel aufweisen. Dabei sind die dort abgebildeten, vermeintlich typischen Vertreterinnen ihres Geschlechts absolut nicht maßgeblich. Denn: Mehr als 80 Prozent aller Frauen über 20 Jahre haben Cellulite!

Wie die Mutter, so die Tochter

FAKTOREN, DIE CELLULITE BEGÜNSTIGEN

- falsche Ernährung
- Kieselsäuremangel
- natürlicher Alterungsprozess
- Bewegungsmangel
- Diabetes mellitus
- genetische Veranlagung
- hormonelle Ursachen
- Jojo-Diäten
- Schwangerschaft
- Stoffwechselstörungen
- Übergewicht

Häufig steckt hinter einer Bindegewebsschwäche eine genetische Veranlagung. Hatte die Mutter Cellulite, ist die Wahrscheinlichkeit groß, dass sie diese Eigenschaft an ihre Tochter vererbt. Spätestens jetzt wird klar, warum das Phänomen zwar sehr oft in Verbindung mit Übergewicht auftritt, aber eben nicht zwingend eine Frage von dick oder dünn sein muss. Jojo-Diäten, Schwangerschaften, hormonelle Gegebenheiten oder Bewegungsmangel können ebenfalls Gründe dafür sein, wie ausgeprägt eine Bindegewebsschwäche ist.

Geht von der Cellulite eine Gefahr aus?

Eine Krankheit ist Cellulite nicht. Es handelt sich auch nicht um eine Entzündung, wie die Endung »itis« bei dem Begriff Zellulitis nach medizinischem Sprachgebrauch vermuten ließe. Die Hautveränderungen stellen lediglich ein kosmetisches Problem dar. Aber: Cellulite belastet die Psyche. Betroffene Frauen zeigen sich gar nicht oder nur mit einem schlechten Gefühl im Schwimmbad und tragen keine kurzen Röcke. Dabei ist das Nervenkostüm der meisten sowieso schon angespannt. Der Ärger mit den Kindern zu Hause oder mit dem Chef am Arbeitsplatz hinterlässt Spuren. Ein Teufelskreis schließt sich.

TIPP

Leben und lachen, nicht grübeln!

Grübeln Sie nicht über eine Cellulite oder andere so genannte Schönheitsfehler nach! Mit guter Laune und einer positiven Lebenseinstellung erreichen Sie schneller Ihr Ziel. Eine geknickte Psyche nützt nichts, sie schadet sogar auf dem Weg zu mehr Jugendlichkeit und Schönheit. Lösen Sie sich vom Ideal in Illustrierten, dann lösen sich Ihre Probleme ebenfalls und fast wie von selbst. Denn ab sofort haben Sie es beispielsweise nicht mehr nötig, aus Frust Kuchen und Süßigkeiten in sich hineinzustopfen. Sie selbst setzen die Maßstäbe. Und wenn die Pfunde einmal langsamer purzeln wie geplant: Na und?

Denn Stress – egal in welcher Form – belastet unseren Organismus, beeinflusst Stoffwechselfunktionen und lässt uns früher altern. Auch das Bindegewebe ist hiervon betroffen. Wer neben dem Ärger im Berufs- oder Privatleben also auch noch pausenlos über sein Äußeres nachdenkt, muss sich nicht wundern, wenn sich Wohlbefinden und gutes Aussehen nicht einstellen.

Wehret den Anfängen!

Cellulite entwickelt sich in mehreren Stadien. Je früher Sie den Symptomen Aufmerksamkeit schenken und etwas dagegen tun, desto schneller und effektiver können Sie das Problem in den Griff bekommen.

- **Der Beginn**

In diesem Stadium ist die Cellulite auf den ersten Blick nicht zu erkennen. Klarheit bringt der folgende Kneiftest: Schieben Sie die Haut am Bauch, Oberschenkel oder am Po mit Zeigefinger und Daumen zusammen. Werden Dellen und Runzeln sichtbar, ist das ein sicheres Zeichen für Cellulite im Anfangsstadium.

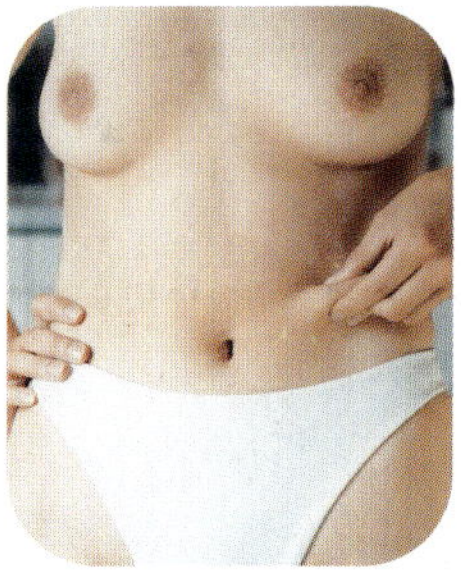

Der Kneiftest: Schieben Sie die Haut mit Daumen und Zeigefinger zusammen. Bilden sich kleine Dellen, haben Sie eine beginnende Cellulite.

- **Das Zwischenstadium**

Je nachdem, ob Sie sitzen oder stehen, Ihre Muskeln anspannen oder nicht, werden erste Zeichen von Orangenhaut an Oberschenkeln, Gesäß oder Bauch sichtbar. Mit etwas Körperdisziplin und geschickter Kleidung können Sie die Bindegewebsschwäche in diesem mittleren Stadium noch vor Ihrer Umwelt verbergen. Allerdings nicht mehr lange, denn unternehmen Sie jetzt nichts, sind Sie schneller im Finale als Ihnen lieb ist!

- **Das Finale**

Auch durch Körperdisziplin lässt sich die Cellulite in dieser fortgeschrittenen Phase nicht mehr kaschieren. Die Runzeln und Dellen sind an Oberschenkeln, Gesäß, Bauch und Hüften nicht zu übersehen. Aber soweit muss es ja nicht kommen ...

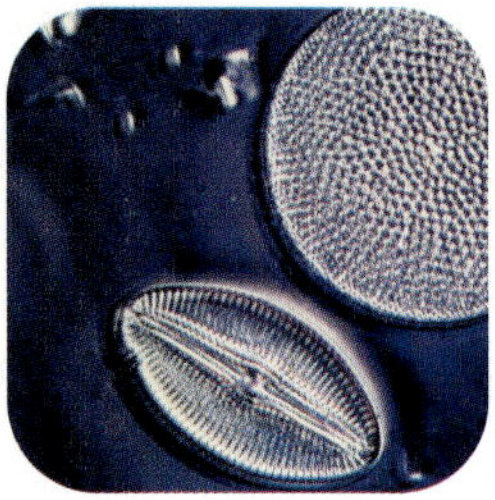

Kieselsäure – denn natürliche Schönheit kommt von innen

»In klinischen Untersuchungen haben sich kieselsäurehaltige Pflanzenextrakte ... in der Behandlung von dermatologischen Störungen wie Altershaut, Cellulite oder Schwangerschaftsstreifen bewährt.« Prof. Dr. Dr. Karlheinz Schmidt, 1998

Wer an Bindegewebsschwäche leidet, hat die Qual der Wahl: Eine kaum überschaubare Reihe von Mitteln verspricht schnelle Hilfe, die wenigsten halten jedoch, was ihre Hersteller lautstark verkünden. Und Kieselsäure? Was ist dran an dieser Ursubstanz? Was kann sie im Dienste unserer Schönheit verrichten, wo liegen ihre Grenzen? Vieles spricht dafür, dass sich Kieselsäure in ihrer Wirkung von anderen Mitteln abhebt. Auf der einen Seite lässt sich das aus zahlreichen subjektiven Erfahrungsberichten Betroffener schließen, auf der anderen Seite haben viele wissenschaftliche Untersuchungen und Studien (s. Kapitel 9) ergeben, dass Kieselsäure das Bindegewebe unseres Körpers tatsächlich gesünder, elastischer und fester macht. Oder konkreter: Fehlt Kieselsäure im Organismus, wird das Bindegewebe unelastisch und instabil – Cellulite ist in diesem Fall programmiert.

Kollagen, Elastin, viel Feuchtigkeit und weniger Gifte

Das in der Kieselsäure enthaltene Silizium wird im Bindegewebe auf zweierlei Arten aktiv.

Erstens: Es wird für die Bildung der Grundsubstanz des Bindegewebes benötigt und ist selbst Bestandteil dieser Substanz.

- Silizium erhöht die Wasserbindungsfähigkeit in der Grundsubstanz ebenso wie in den Zellen und damit die Feuchtigkeit des Gewebes, die mit zunehmendem Alter drastisch abnimmt.
- Dadurch steigt einerseits die Spannkraft, andererseits schafft das Spurenele-

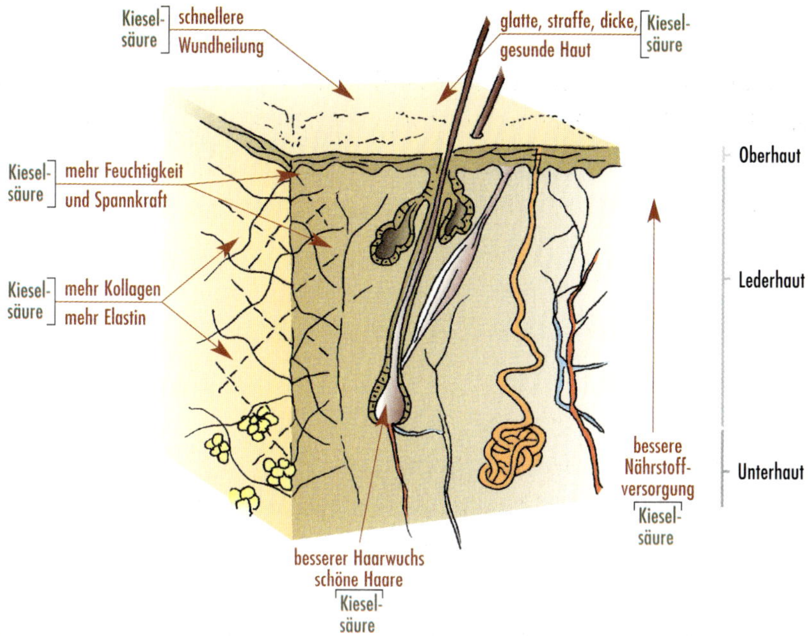

Was Kieselsäure in der Haut bewirkt

ment so ein gesundes Milieu, in dem die Bindegewebszellen ihren Aufgaben bestens nachkommen können.

- Nährstoffe werden in ausreichendem Maße aus den Blutgefäßen zu den Zellen der Haut transportiert bzw. nicht mehr benötigte oder gar schädliche Stoffwechselprodukte können reibungslos abtransportiert werden.
- Auch Gifte werden auf diese Art und Weise besser ausgeschieden. Zudem besitzt Silizium selbst die Fähigkeit, giftige Substanzen zu binden.

Zweitens: Es unterstützt die Bildung der Bindegewebsfasern Kollagen und Elastin.

- Das Gewebe bleibt dadurch straff und elastisch, die Haut wird nach einiger Zeit dicker.
- Alterungserscheinungen, die mit einem Verlust an Kollagen und Elastin einhergehen – dünnere Haut, Verlust an Spannkraft und Elastizität – lassen sich so nicht nur aufhalten, sondern in begrenztem Rahmen sogar rückgängig machen.

Kieselsäure kann dank seiner extrem großen Oberfläche Wasser, Giftstoffe (s. hierzu Seite 127) und andere störende Faktoren hervorragend binden. Ein ausreichender Wassergehalt gewährleistet, dass die Zellen gesund bleiben, genügend Nährstoffe erhalten, er beugt Falten vor und trägt zur Elastizität des Bindegewebes der Haut bei.

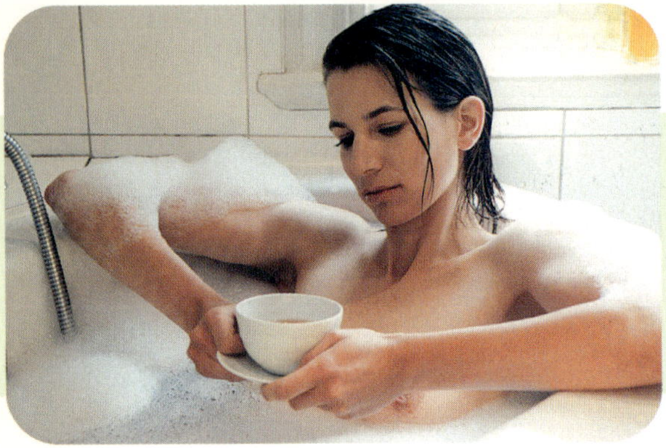

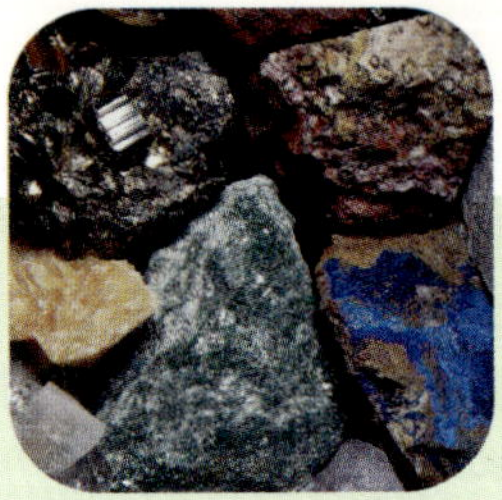

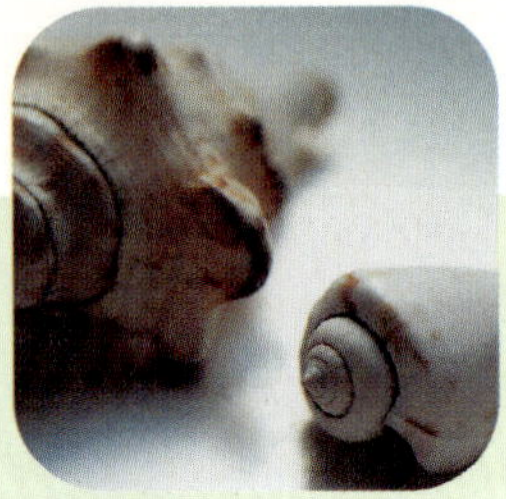

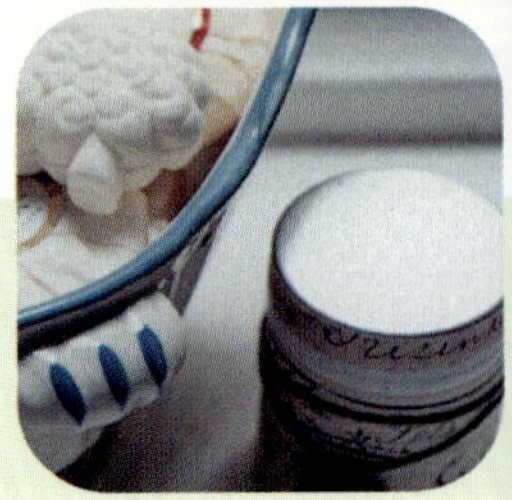

Für ein starkes Bindegewebe

Kieselsäure kann vor allem vorbeugend zur Erhaltung der Gesundheit angewendet werden, verfehlt aber auch bei einer bestehenden Bindegewebsschwäche ihr Ziel, ein starkes Bindegewebe, nicht. Die Substanz sorgt dadurch gleichzeitig für eine glatte, schöne Haut, für kräftige, glänzende Haare und starke Fingernägel, denn deren Struktur ist von einem gesunden Bindegewebe abhängig. Aber damit nicht genug. Die Siliziumverbindung kann noch sehr viel mehr. Auch Bänder, Sehnen, die Zwischenwirbelscheiben der Wirbelsäule und die Blutgefäße enthalten Bindegewebe und profitieren von einer Kieselsäurezufuhr. Ein Siliziummangel kann die Sehnen und Bänder schwächen, zu Schäden an der Bandscheibe führen und Krampfadern begünstigen. Ein Defizit wirkt sich außerdem negativ auf die Elastizität unserer Arterien aus und geht mit arteriosklerotischen Veränderungen an den Blutgefäßen einher.

Helfen Cremes, Umschläge oder Salben?

Glauben Sie den Versprechungen der Werbung nicht: Äußerlich aufgetragene Anti-Cellulite-Mittel bleiben in den meisten Fällen wirkungslos.

Da Bindegewebsschwäche ihre Ursache in den unteren Hautschichten hat, bewirken Substanzen, die äußerlich aufgetragen werden, wenig. Lassen Sie sich von anders lautenden Versprechungen nicht in die Irre führen! Die Wahrscheinlichkeit, dass die Inhaltsstoffe von Cremes, Masken, Umschlägen oder Salben tatsächlich in entsprechender Menge die verhornten Zellen der äußeren Hautschicht durchwandern und als Wirksubstanzen in die tieferen Bindegewebsschichten gelangen, geht nach Meinung vieler Experten gegen Null. Der

Weg führt in die entgegengesetzte Richtung: Nähr- und Wirksubstanzen nimmt unser Körper über das Magen-Darm-System auf und gibt sie an die Blutbahn weiter. Von dort gelangen sie unter anderem in die mit Blutgefäßen durchzogenen unteren Hautschichten, welche die Substanzen dann an die Zellen unserer Außenhaut weiterleiten. Schönheit kommt eben von innen. Dies gilt vor allem im Fall der Kieselsäure. Nur innerlich angewendet kann sie ihre volle Kraft entfalten.

Ausnahmen bestätigen allerdings auch in diesem Fall die Regel. Entlang der Haarfollikel oder von Rissen in der Haut können einige wenige Substanzen wie Vitamin E tatsächlich in tiefere Hautschichten gelangen. Der wissenschaftliche Nachweis für auf diese Weise wirksame, äußerlich angewendete Anti-Cellulite-Mittel ist bislang allerdings noch nicht gelungen.

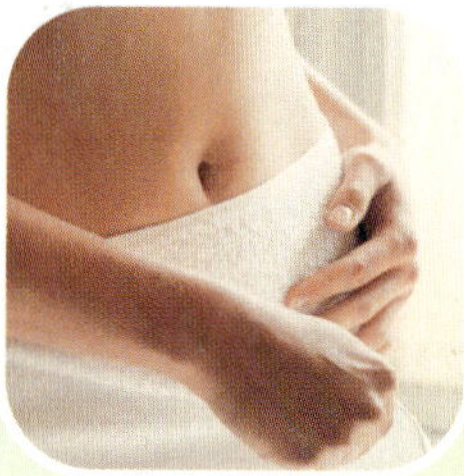

FALLBEISPIELE*

R. K., weiblich, 36 Jahre alt

Krankheitsbild: R. K. leidet an Bindegewebsschwäche. Sie neigt zu Verstauchungen und Zerrungen, klagt über Rückenschmerzen (Haltungsschwäche), brüchige Nägel und dünnes, schwer frisierbares Haar. Außerdem hat sie Krampfadern.

Diagnose: anlagebedingte Bindegewebsschwäche.

Therapie: täglich zwei Esslöffel Kieselsäure-Gel mit Wasser verdünnt über einen Zeitraum von drei Monaten.

Krankheitsverlauf: In den ersten Wochen tritt keine spürbare Wirkung ein. Nach sechs Wochen gibt R. K. an, dass ihre Nägel fester und ihre Haare kräftiger geworden sind. Im weiteren Krankheitsverlauf verstärkt sich diese Wirkung. Zudem gehen die Rückenschmerzen und Krampfadern zurück. Schließlich treten auch nach längeren Gehstrecken keine Verstauchungen und Zerrungen mehr auf.

Beurteilung: gute therapeutische Wirkung.

*Alle Fallbeispiele in diesem Buch entstammen einer Feldstudie, bei der die gesundheitliche Wirkung von Kieselsäure-Gel in kolloidaler Form an insgesamt 73 Personen in Deutschland getestet wurde.

So helfen Sie sich selbst

• Drei-Monats-Kur gegen Bindegewebsschwäche / Cellulite

ANWENDUNG: täglich mit Wasser verdünntes Kieselsäure-Gel einnehmen (Dosierung nach Herstellerangabe).

ANWENDUNGSDAUER: drei Monate (ein- bis zweimal pro Jahr).

HINWEIS: erste Zeichen der Besserung nach etwa vier bis sechs Wochen.

• Kur mit Ackerschachtelhalmtee

ANWENDUNG: drei Tassen Tee pro Tag.

ZUBEREITUNG: Geben Sie einen gehäuften Teelöffel getrocknete Ackerschachtelhalmblätter in eine Tasse und überbrühen Sie den Schachtelhalm mit heißem Wasser. Lassen Sie die Mischung einen Tag lang ziehen, erhitzen Sie den Tee am nächsten Tag erneut, gießen Sie ihn durch ein Sieb und trinken Sie ihn warm.

ANWENDUNGSDAUER: maximal sechs Wochen (wollen Sie Schachtelhalmtee über eine längere Zeit anwenden, sollten Sie dies nur unter der Aufsicht eines Arztes oder Heilpraktikers tun).

WICHTIGER HINWEIS: Schachtelhalmtee ist nie so wirksam wie reine Kieselsäure, da die Siliziumkonzentration in der Pflanzenzubereitung stets niedriger ist.

A. H., weiblich, 43 Jahre alt

Krankheitsbild: A. H. leidet unter leichten Krampfadern, schlaffer Bauchdecke, aufgedunsener Haut und neigt bei ungewohnter körperlicher Beanspruchung zu Verstauchungen, die nur langsam heilen. Gelegentlich treten rheumaartige Schmerzen in der Umgebung der Gelenke auf, und die Nägel wirken oft brüchig und spröde. Besonders auffällig sind die deutlich unter der Unterarmhaut hervortretenden Venen.

Diagnose: anlagebedingte Bindegewebsschwäche.

Therapie: täglich zwei Esslöffel Kieselsäure-Gel mit Wasser verdünnt über einen Zeitraum von drei Monaten.

Krankheitsverlauf: Zunächst wirkt sich die Therapie positiv auf die Haut und die Nägel von A. H. aus. Im weiteren Krankheitsverlauf bilden sich die Krampfadern zurück, und die Unterarmvenen sind nicht mehr so stark erkennbar. Bei Ende der Behandlung ist die Neigung zu Verstauchungen verschwunden und die rheumaartigen Schmerzen treten ebenfalls nicht mehr auf.

Beurteilung: sehr gute therapeutische Wirkung.

Was Sie sonst noch für Ihr Bindegewebe tun können

Die Einnahme von Kieselsäure führt zwar zu einer strafferen Haut und bringt Frauen ihrer Bikini-Traumfigur ein großes Stück näher – 100-prozentige Erfolge sind von der Wirksubstanz jedoch vor allem im fortgeschrittenen Stadium einer Cellulite nicht zu erwarten. Wer eine Bindegewebsschwäche dauerhaft und optimal in den Griff bekommen will, sollte die im Folgenden dargestellten Hinweise in die Tat umsetzen (auf der sicheren Seite stehen Sie, wenn Sie alle Ratschläge beherzigen, aber auch wenn Sie nur einem Teil der Empfehlungen folgen, kommen Sie Ihrem Ziel, einem starken Bindegewebe, schon ein großes Stück näher).

DAS BEWIRKT KÖRPERLICHES TRAINING:

- weniger Gewicht
- mehr Energie
- besserer Schlaf
- straffere Haut
- gesunde Hautfarbe
- mehr Lebensfreude
- besseres Allgemeinbefinden

Werden Sie aktiv!

Im Zeitalter von Autos, Rolltreppen, Aufzügen und modernen Haushaltsgeräten kommt die Bewegung häufig zu kurz. Für unsere Fettdepots gleicht der Bewegungsmangel einer Einladung, sich dauerhaft auf Hüften, Po und Beinen festzusetzen. Es gibt nur eine wirklich effektive Methode, die ungeliebten Fettpölsterchen in den tieferen Hautschichten wieder loszuwerden und so das Bindegewebe zu entlasten: körperliches Ausdauertraining. Damit vertreiben Sie nicht nur die lästigen Pfunde, sondern stärken zudem Ihr Herz, fördern Stoffwechsel und Durchblutung und sorgen auf diese Weise für ein besseres Allgemeinbefinden. Auch die Lebensfreude steigt, denn beim Sport setzt der Körper jede Menge Glückshormone frei.

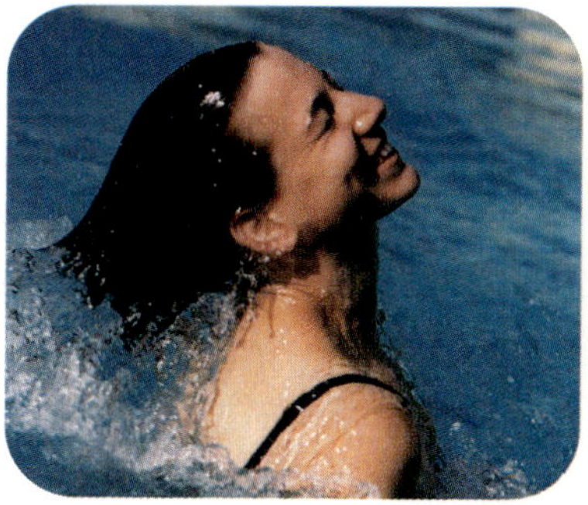

Trainieren Sie sich fit, schlank und schön! Wie wäre es z. B. mit Schwimmen?

Entscheidend ist nicht die Sportart, die Sie ausüben, sondern die regelmäßige Aktivität. Trainieren Sie mindestens dreimal wöchentlich jeweils 30 bis 45 Minuten. Das bewirkt mehr als einmal pro Woche ein Mammutprogramm über zwei Stunden. Übertreiben Sie es nicht! Es nützt nichts, wenn Sie Ihre Energie bereits am Anfang verpulvern. Nur auf lange Sicht stellen sich sichtbare und dauerhafte Erfolge ein.

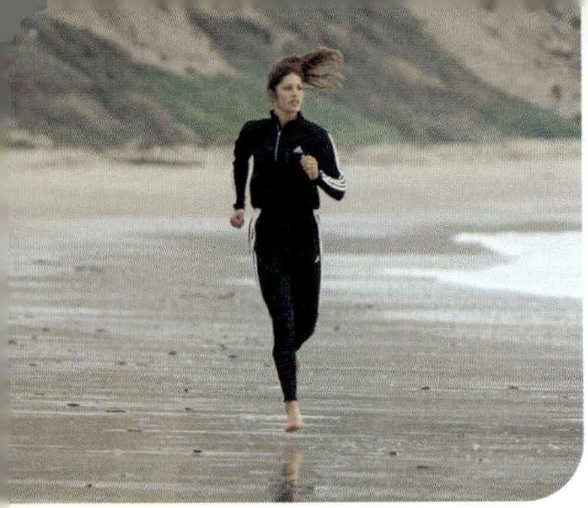

Vorsicht, Sauerstoffmangel! Trainieren Sie moderat und ohne Überlastung im so genannten aeroben Bereich: Herrscht ein aerobes Milieu – ist in den Muskeln also reichlich Sauerstoff vorhanden –, werden Fett und Zucker vollständig abgebaut. Auf dem anaeroben, schweißtreibenden Weg dagegen bleiben Ihre Fettreserven unangetastet, und Zucker wird unvollständig zu Laktat abgebaut. Die Folge: Es kommt zu einer schmerzhaften Übersäuerung der Muskeln – Ihr Fett werden Sie auf diesem Weg hingegen nicht los. Zudem besteht die Gefahr, dass Sie sich zu stark belasten. Als Faustregel gilt: Trainieren Sie locker und leicht, dann sind Sie auf dem richtigen Weg! Geraten Sie so außer Atem, dass Sie sich nicht mehr unterhalten können, dann trainieren Sie zu hart. Da dies nur ein grober Anhaltspunkt ist, sollten sich Anfänger sowie kranke oder geschwächte Menschen zunächst bei einem Sportmediziner oder Arzt erkundigen, wie stark sie sich beim körperlichen Training belasten dürfen.

Beachten Sie, dass bei einer eher unterdurchschnittlichen Kondition in den ersten 10 Trainingsminuten lediglich Zucker verbrannt wird. Auf die Fettreserven greift der Körper erst hinterher zurück. Also: 30 Minuten Bewegung sind das Minimum, wenn Sie sichtbare Erfolge im Kampf gegen Fettpolster verbuchen möchten. Sportarten wie Schwimmen, Radfahren und Joggen sind besonders geeignet.

WICHTIGE HINWEISE:

- Achten Sie auf richtige Kleidung und geeignete Schuhe!
- Beginnen und beenden Sie das Training stets mit Dehnungsübungen!
- Trainieren Sie nicht, wenn Sie verletzt oder krank sind!

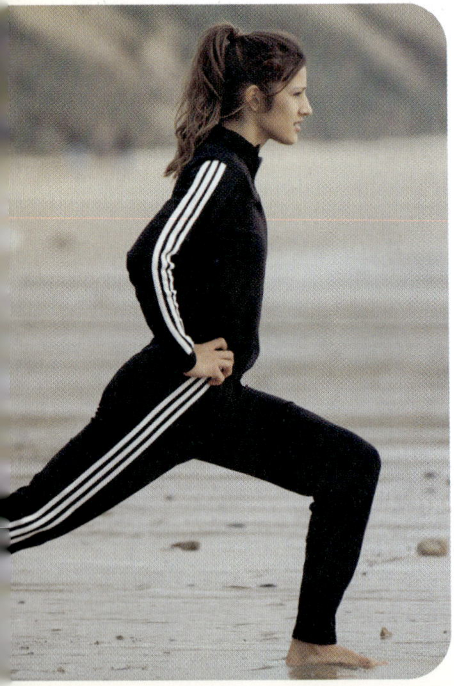

Gymnastik für die Problemzonen

Gezielt auf Hüfte, Po, Bauch oder Oberschenkel ausgerichtete Gymnastik kann ebenfalls hilfreich sein, um das Bindegewebe zu straffen (siehe hierzu die Abbildung auf der Folgeseite). Die an der Cellulite-Ausprägung beteiligten Pfunde knabbern Sie mit gymnastischen Übungen jedoch bei weitem nicht so effektiv an wie durch gemäßigtes Ausdauertraining.

Massagen regen die Durchblutung an

Massieren Sie Ihren Körper mindestens fünf Minuten täglich (besser noch: Sie lassen sich massieren). Damit wird die Durchblutung angeregt und Ihre Haut optimal mit Nährstoffen versorgt. Für Ganzkörpermassagen sind Bürsten oder aus: Sie hungern sich unter starken Entbehrungen ein bisschen Fett vom Leib, um nach Ende der Diät gleich wieder an Gewicht zuzulegen. Der Grund: Die ausgehungerten Fettzellen bunkern nach der entbehrungsreichen Zeit alles, was sie aus der Nahrung herausziehen können – für den Fall, dass eine weitere »Dürreperiode« im Anmarsch ist. Oft zeigt die Waage ein paar Wochen nach einem Fastenprogramm sogar noch mehr Kilogramm an als zuvor. Der Jojoeffekt hat wieder einmal gnadenlos zugeschlagen. Das Bindegewebe leidet dabei gleich zweifach: Es ist nicht nur zeitweise unterversorgt, sondern muss sich zudem abwechselnd zusammenziehen und ausdehnen. Die Folge: Haut und Bindegewebe werden schlaff.

Nur wer sich nach den oben erwähnten Prinzipien gesund ernährt und die Verbrennung seiner Fettdepots zusätzlich durch gemäßigtes Ausdauertraining anheizt, kann die Pfunde langsam, dafür aber dauerhaft purzeln lassen. Lernen Sie beim Essen in sich hineinzuhorchen und auf die Signale Ihres Körper zu achten: Ihr Organismus teilt Ihnen mit, wann er genug hat und in welchen Fällen er noch etwas braucht. Sie sollten sich nicht ständig kasteien, um sich Ihrer Idealfigur zu nähern. Abnehmen muss Spaß machen, sonst verlieren Sie schnell die Lust daran.

Wer abnehmen will, sollte auch tatsächlich übergewichtig sein, denn ein schlecht genährter Körper wird dem Bindegewebe und damit der Schönheit eher schaden als nützen. Bei vielen Menschen reicht es häufig bereits, wenn sie etwas Bewegung in ihr Leben und damit ihr Bindegewebe wieder in Form bringen. Um klarer zu sehen, ermitteln Sie dafür zunächst Ihren Body-Maß-Index.

GENIESSER-REGELN

- Essen Sie langsam!
- Schmecken Sie das Essen bewusst!
- Schlingen Sie nicht, kauen Sie jeden Bissen 15- bis 20-mal!

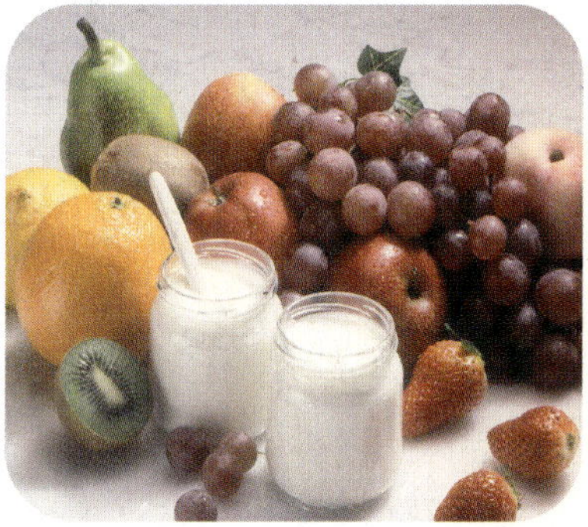

Haben Sie Übergewicht?

Mit dem Body-Maß-Index (BMI) können Sie Ihr Idealgewicht berechnen (siehe Tabelle auf Seite 50). Der BMI wird nach folgender Formel ermittelt:

$$\text{BMI} = \frac{\text{Körpergewicht (in kg)}}{\text{Körpergröße x Körpergröße (in m x m)}}$$

Männer	Frauen	Übergewicht – ja oder nein?
< 18	< 17,5	leichtes Untergewicht
18 – 25	17,5 – 24	Normalgewicht
25 – 30	24 – 29	leichtes bis mittleres Übergewicht
> 30	> 29	starkes Übergewicht

Was bedeutet Ihr Body-Maß-Index? Der BMI steigt mit zunehmendem Alter etwas an. Wenn Sie 40 Jahre oder älter sind, darf er ruhig an der oberen Grenze der Werte liegen oder sogar etwas darüber hinausgehen.

Beispiel: Sie sind 1,70 Meter groß und 65 Kilogramm schwer. Ihr Body-Maß-Index beträgt in diesem Fall 65 ÷ (1,70 x 1,70) = 65 ÷ 2,89 = 22,5 und liegt damit im Normbereich.

Leichtes Übergewicht beginnt bei Werten von 24 (Frauen) und 25 (Männer). Gesundheitlich bedenklich wird es erst ab einem BMI von 29 (Frauen) bzw. 30 (Männer): In diesen Fällen sollten Sie auf jeden Fall abspecken.

Trinken macht schön

Sagen Sie Ja zum Leben – und dem Stress sowie der Hektik Lebewohl!

Trinken Sie viel Wasser. Das wirkt sich positiv auf das Herz-Kreislauf-System aus, unterstützt die Nierenfunktion und regt das Immunsystem an. Außerdem macht Wasser schön, da das Bindegewebe und die Haut reichlich Feuchtigkeit benötigen, um straff auszusehen. Trinken Sie über den Tag verteilt zwei bis drei Liter Wasser. Besonders geeignet sind Mineralwasser und ungesüßte Tees.

Geben Sie freien Radikalen keine Chance

Freie Radikale sind sehr reaktionsfreudige, kurzlebige chemische Stoffe, die körpereigene Fette, Eiweiße, Zellstrukturen und die Erbsubstanz schädigen

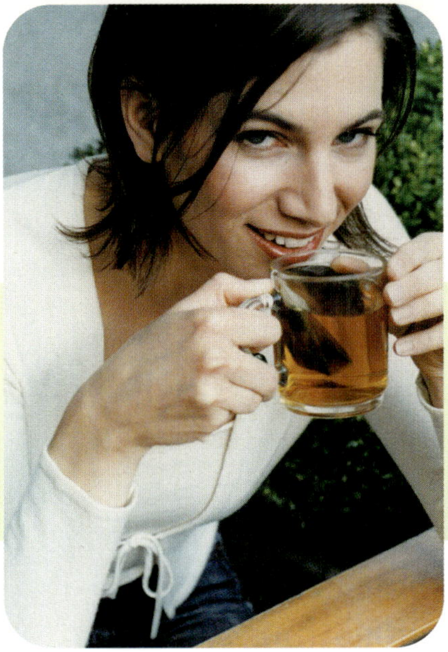

Trinken Sie pro Tag zwei bis drei Liter Wasser oder ungesüßten Tee.

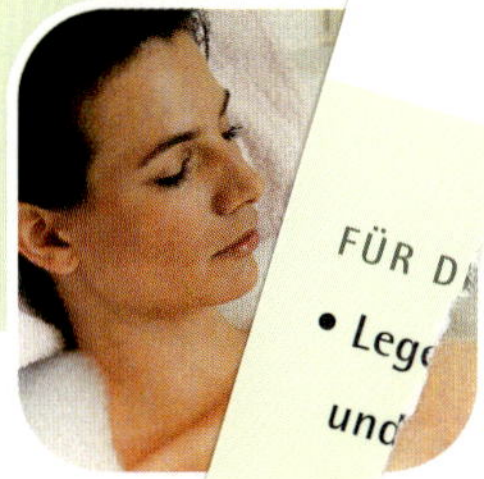

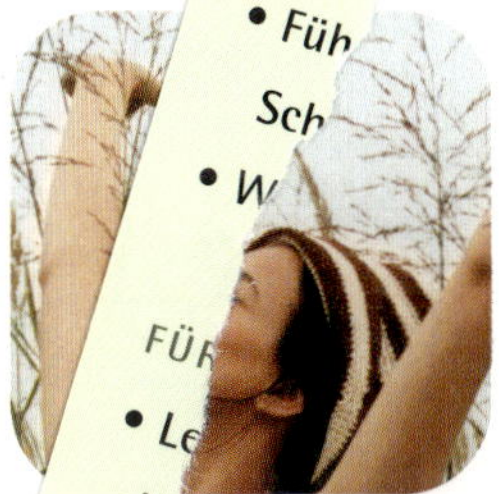

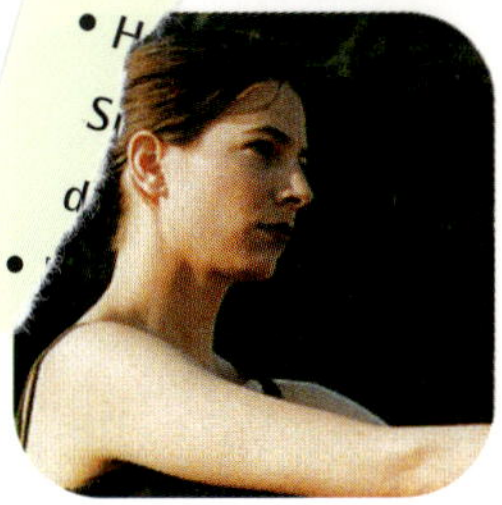

können. Auch das Bindegewebe wird von diesen aggressiven Teilchen permanent bombardiert und beginnt infolgedessen vorzeitig zu altern. Freie Radikale werden vermehrt bei Rauchern, bei Alkoholmissbrauch, durch Umweltschadstoffe, Röntgen- oder UV-Strahlung, Leistungssport sowie bei Stress und Hektik in Beruf oder Privatleben gebildet.

Es gibt zwei Wege, sich gegen freie Radikale zu schützen:

- Meiden Sie den Kontakt mit Radikalbildnern!
- Bändigen sie die Radikale mit Hilfe von Vitalstoffen! Die Vitamine C und E beispielsweise bieten einen hervorragenden Schutz vor diesen aggressiven Substanzen.

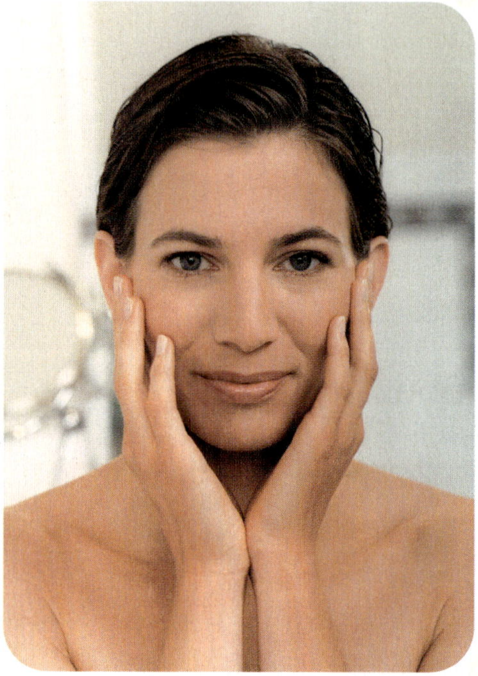

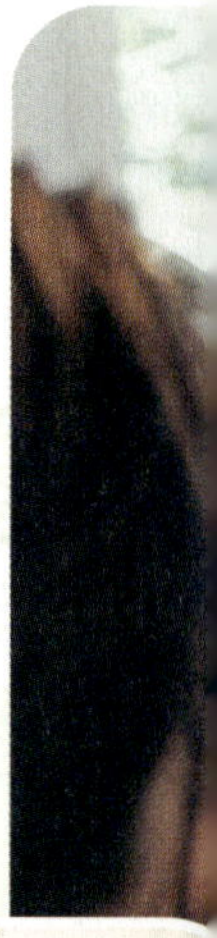

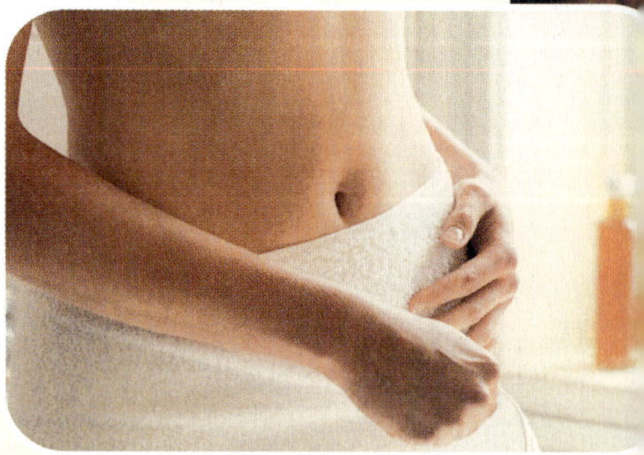

Die Haut

// SPIEGELBILD DES WOHLBEFINDENS //

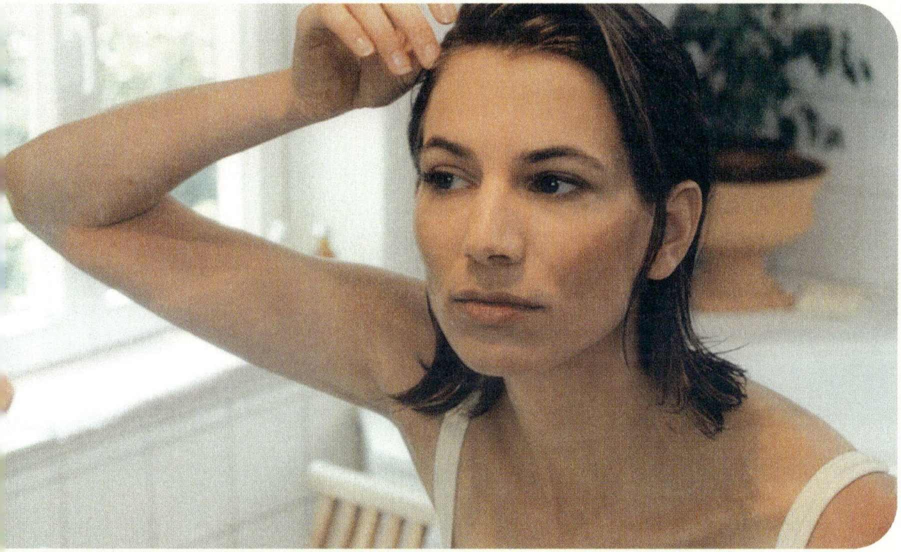

3

Eine gepflegte, glatte und strahlende Haut gehört zu einem attraktiven Aussehen. Vitalstoffe sind der Garant für eine jugendlich schöne Haut. Kosmetische Produkte oder Nahrungsergänzungsmittel, die diese Substanzen enthalten, gibt es in Hülle und Fülle, aber nicht alle sind gleich wirksam. Zu den wirkungsvollsten Stoffen, die unserer Haut natürliche Schönheit schenken, zählen neben der Kieselsäure die Vitamine A, C und E sowie die Spurenelemente Selen und Zink.

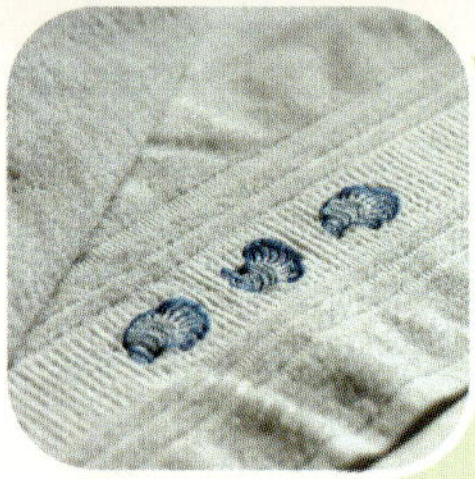

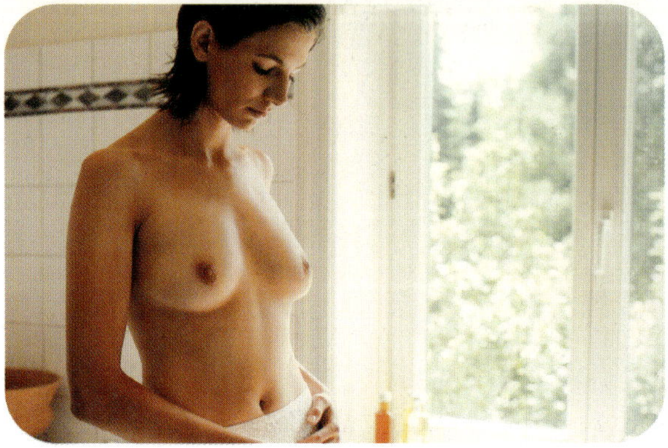

Unsere Haut – unser Schutz

Die Haut ist das größte Organ des Körpers. Bei einem erwachsenen Menschen bringt sie bei 1,5 bis 2 Quadratmetern Oberfläche bis zu zehn Kilogramm (einschließlich Unterhautfettgewebe) auf die Waage. Die Haut schützt unseren Körper vor mechanischen Belastungen wie Druck oder Stoß und wehrt als erste Barriere Fremdkörper und Krankheitserreger ab. Sie atmet und verhindert, dass unser Organismus austrocknet. Außerdem sorgen etwa zwei bis drei Millionen Schweißdrüsen für einen Hitze- und Kälteausgleich.

Viel Pflege für ein sinnliches und sensibles Organ

Die meisten Tastkörperchen sitzen in den Fingerspitzen und sorgen für das sprichwörtliche »Fingerspitzengefühl«.

Zudem ist die Haut ein sehr sinnliches Organ. Das bedeutet mehr als die bekannten sexuellen Duftstoffe, welche die Haut absondert. Über ihre Oberfläche ertasten wir unsere Umwelt, empfinden angenehme Berührungen ebenso wie heftige Schmerzen und erfahren Temperatur. Wie wir uns fühlen, so sehen wir aus: Die Haut ist der Spiegel unserer Befindlichkeit – eine »ehrliche Haut« eben. Wir erröten vor Scham, schwitzen in unbehaglichen Situationen und erblassen vor Angst. Psychische Belastungen und Stress finden in Form von Ausschlägen oder hektischen Flecken ebenfalls ein Ventil in unserer Haut. Diese wiederum rufen Reaktionen bei den Mitmenschen hervor: Durch allergische Reaktionen gezeichnete, rote, fleckige, unreine oder gar ungepflegte Haut schreckt ab. Die Folge: Die Psyche leidet erneut, das Selbstbewusstsein sinkt.

Wenn die Haut altert

Die ersten offensichtlichen Falten treten meist mit Anfang bis Mitte 30 auf. Zu altern beginnt unsere Haut jedoch viel früher: Im Alter von 20 bis 25 Jahren speichert sie bereits weniger Feuchtigkeit, und die Zellen erneuern sich immer langsamer. Kurz: Die Fähigkeit der Haut, sich zu regenerieren, nimmt stetig ab. Unsere äußere Hülle wird spröde und ihre Spannkraft lässt nach. Plötzlich reichen fünf Stunden Schlaf nicht mehr aus, um am nächsten Morgen wieder jugendlich frisch zu erscheinen, und nur ein paar Jahre später bleibt dann auch die beste Schminke wirkungslos. Zum natürlichen Alterungsprozess, dem niemand entrinnen kann, kommt das Altern durch eigenes Verschulden hinzu. Nachlässige Pflege, Ernährungssünden, ausgedehnte Sonnenbäder und eine ungesunde Lebensweise, meist verbunden mit übermäßigem Alkohol- oder Nikotinkonsum, setzen der Haut stark zu. Stress und zu wenig Schlaf hinterlassen ebenfalls unübersehbare Spuren. All dies sind Gründe, warum wir der Pflege unserer Haut bereits in jungen Jahren viel Aufmerksamkeit schenken sollten – damit wir später nichts bereuen und die jugendliche Spannkraft auch im fortgeschrittenen Lebensalter erhalten bleibt.

DIE NATUR RÄCHT SICH!
Früher oder später spiegelt sich eine ungesunde Lebensweise in der Beschaffenheit unserer Haut wider.

DAS IST GIFT FÜR IHRE HAUT:

- Luftverschmutzung
- Rauchen
- Alkohol
- ungesunde Ernährung
- Sonnen-/UV-Strahlung
- klimatisierte Büros
- Heizungsluft
- raues Klima
- Stress
- wenig Schlaf
- nachlässige Pflege
- ausgedehnte Vollbäder

Der Säureschutzmantel

Gemeinsam mit dem in den Talgdrüsen erzeugten Fett bildet der Schweiß den so genannten Säureschutzmantel, der die Haut vor Eindringlingen und anderen äußeren Einflüssen bewahrt. Sein pH-Wert liegt bei 4,8 bis 6,0 und damit in einem leicht sauren Bereich, in dem Bakterien und Pilze sich nur äußerst ungern vermehren. Der Säureschutzmantel verhindert, dass zu viel Wasser über die Haut verdunstet. Er muss besonders gepflegt werden. Allzu basische, aggressive Seifen und Reinigungsmittel zerstören die schützende Wasser-Fett-Schicht ebenso wie trockene Heizungsluft, Klimaanlagen, raues Klima oder ein allzu langes Vollbad. Geht der Säureschutzmantel verloren, wird die Oberhaut schnell spröde und rissig.

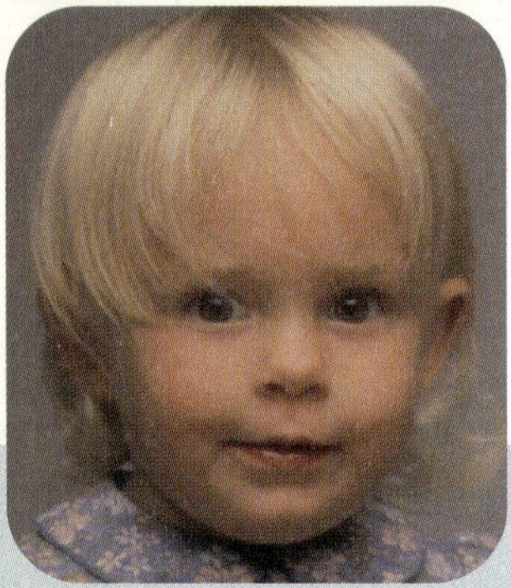

KINDERHAUT ist fettarm und reich an Feuchtigkeit. Gegenüber Umwelteinflüssen ist zarte Kinderhaut sehr empfindlich und muss daher besonders geschützt werden.

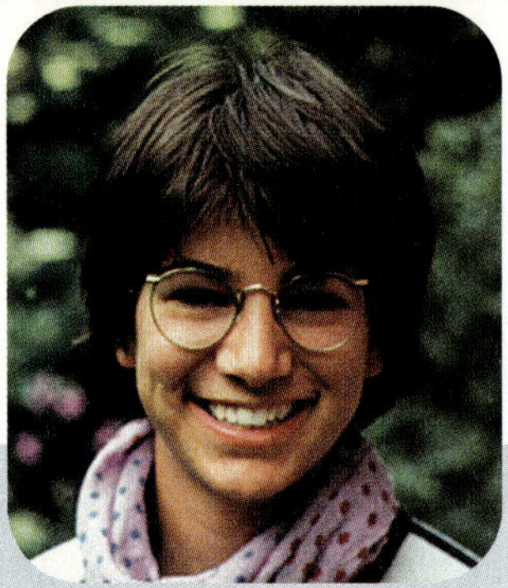

TEENAGERHAUT wird gerade erst erwachsen und lernt noch, damit umzugehen: Durch überschüssigeTalgproduktion ist die Haut oft unrein und fettig.

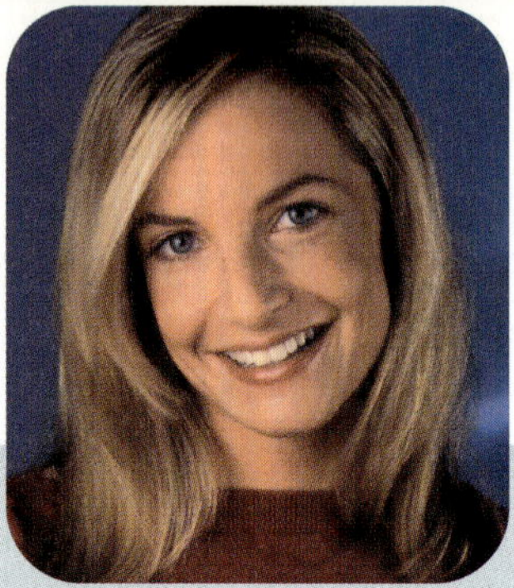

ERWACHSENE HAUT ist im Idealfall rosig, glatt und matt glänzend, später wird sie trockener und faltiger.

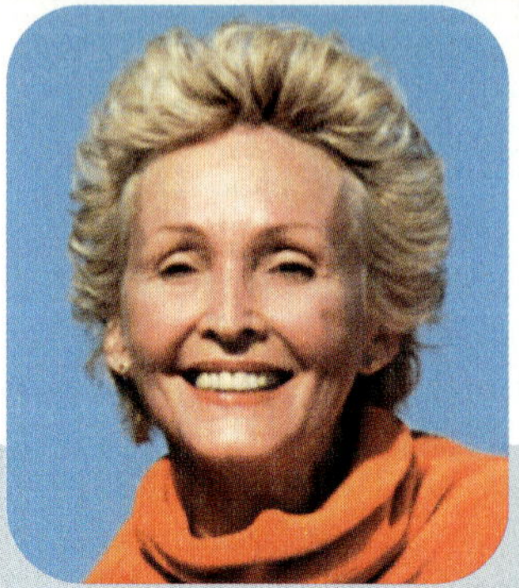

ALTERSHAUT ist schlechter genährt, trocken, fettarm, wenig elastisch und faltig. Zudem ist sie erheblich dünner als jüngere Haut.

Selbsttest: Welcher Hauttyp sind Sie?

Um Ihre Haut richtig pflegen zu können, müssen Sie Ihren Hauttyp kennen. Machen Sie dafür folgenden Test: Waschen Sie Ihre Haut gründlich. Warten Sie etwa zwei bis drei Stunden, ohne sich in dieser Zeit allzu sehr anzustrengen. Drücken Sie dann nacheinander Kinn, Nasenspitze, Stirn und Wange gegen eine glatte, glänzende Oberfläche (Glas oder Spiegel).

Eine fettige Haut haben Sie, wenn alle Partien einen Fettglanz hinterlassen.

Eigenschaften fettiger Haut:

- großporig
- übermäßige Talgproduktion; fettige, unreine, glänzende Haut
- Vorteil: die Haut neigt weniger zur Faltenbildung

Pflege:

- häufig mit einem milden Reinigungsmittel säubern
- Cremes (Öl-in-Wasser-Emulsionen) sparsam verwenden
- sanftes Peeling (höchstens einmal pro Woche)
- überschüssiges Fett nur in Ausnahmefällen mit alkoholischen Produkten entfernen
- außerdem: Ernährung umstellen (wenig Zucker, Alkohol und Fett) und Stress vermeiden

Eine Mischhaut haben Sie, wenn außer der Wange alle Abdrücke fettig glänzen.

Eigenschaften der Mischhaut:

- klein- bis großporig
- trockene, spannende Haut an Wange und im Augenbereich, an den Fußgelenken, Fersen und Ellenbogen
- Nase, Kinn und Stirn produzieren übermäßig Talg und sind eher fettig, Hautunreinheiten treten auf

Pflege:

- milde Reinigungsmittel
- Feuchtigkeitscremes (Wasser-in-Öl-Emulsionen)
- sanftes Peeling im fettigen Bereich (höchstens einmal pro Woche)

Eine normale Haut haben Sie, wenn Kinn, Nase und Stirn nur leichte Fettspuren hinterlassen.

Eigenschaften normaler Haut:

- kleinporig
- ausgewogenes Verhältnis von Fett und Feuchtigkeit

Pflege:

- milde Reinigungsmittel
- nach dem Waschen rückfettende Cremes und Lotionen verwenden

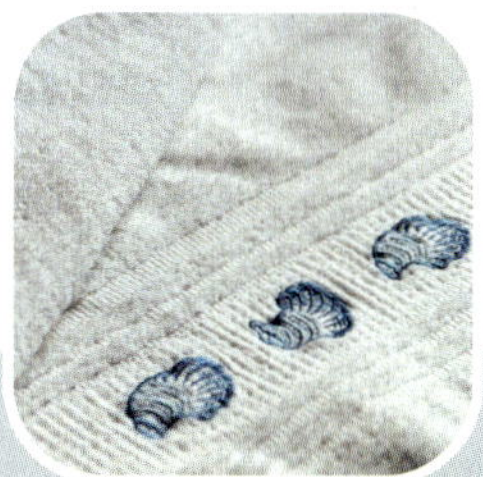

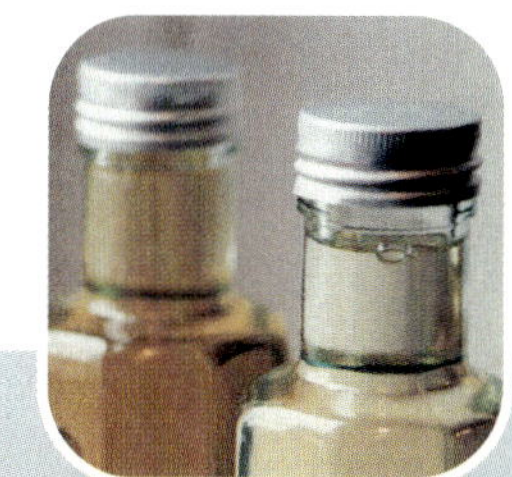

Sie haben eine trockene Haut, wenn keinerlei Fettspuren sichtbar werden.

Eigenschaften trockener Haut:

- kleinporig
- zu wenig Fett und Feuchtigkeit
- die Haut ist trocken, rau, matt und schuppig bis spröde

Pflege:

- Reinigung bevorzugt mit klarem Wasser
- keine Seifen; wenn aber, dann rückfettende Reinigungsmittel verwenden
- Feuchtigkeitscremes (Wasser-in-Öl-Emulsionen) morgens und vor dem Schlafengehen auftragen
- duschen statt baden
- auf Sonnenschutz achten (Sonnenbäder meiden)
- Cremes mit Vitamin E (oder Vitamin E-Kapseln pur) sorgen für Feuchtigkeit

Zehn Tipps für die richtige Pflege

Jede Haut braucht spezielle Pflege, um gesund und möglichst lange jugendlich frisch zu wirken. Bereits Kleopatra – die ägyptische Königin, der nicht zuletzt wegen ihrer makellosen Schönheit das Kunststück gelang, zwei der einflussreichsten Männer der Welt, Caesar und Markus Antonius, zu umgarnen und für sich zu gewinnen – hatte ihre gut gehüteten Geheimnisse, und noch heute kursiert so mancher Geheimtipp, wie unsere Haut richtig zur Geltung kommt. Dabei reicht es oft schon, grundlegende Regeln zu beherzigen, die bereits vor Jahrtausenden galten und noch heute Bestand haben.

Warmes Wasser – sanfter Schutz

Auf Reinigungsmittel können Sie vielfach getrost verzichten. Denn diese – seien sie auch noch so sanft – greifen immer den natürlichen Säureschutzmantel unserer Haut an. An den meisten Körperstellen ist für die Reinigung warmes Wasser das Mittel der Wahl.

Sauer macht schön

Säubern Sie die Haut nicht mit aggressiven Substanzen. Seifen mit hohem pH-Wert zerstören die Schutzschicht der Haut. Die Folge: Sie trocknet aus, reagiert gereizt und wird spröde. Idealerweise sollte der pH-Wert von Reinigungsmitteln bei etwa 4 bis 5,5 liegen.

Erst die Maske – dann der Flirt

Sind Sie auf einer wichtigen Party eingeladen oder steht ein aufregendes Treffen (vielleicht mit dem Liebsten) bevor? Dann tun Sie Ihrer Haut doch einmal etwas besonders Gutes: Verwöhnen Sie sie mit einer Kieselsäuregesichtsmaske (Rezept s. Seite 67). Sie wird dadurch geschmeidig, weich, fühlt sich gut an und sieht toll aus – genau das Richtige, um anschließend hemmungslos zu flirten.

Die Helfer aus dem Kosmetikregal

Pflegen Sie Ihre Haut regelmäßig mit Cremes und Lotionen. Haben Sie fettige Haut, nehmen Sie dafür am besten Öl-in-Wasser-Emulsionen (weniger Öl, etwa 60 Prozent Wasser). Bei trockener oder Mischhaut sind Produkte auf Wasser-in-Öl-Basis (viel Öl, bis zu 30 Prozent Wasser) empfehlenswert. Je nach Hauttyp, Alter und Ansprüchen gibt es Substanzen (Vitamin E, D-Panthenol, Coenzym Q10), die sich für die Bedürfnisse Ihrer Haut besonders gut eignen. Wenn Sie unsicher sind, welche Wirkstoffe in welcher Menge für Sie in Frage kommen, erkundigen Sie sich bei einer Kosmetikerin.

Gönnen Sie sich ab und zu etwas Ruhe, denn Stress läßt die Haut vorzeitig altern.

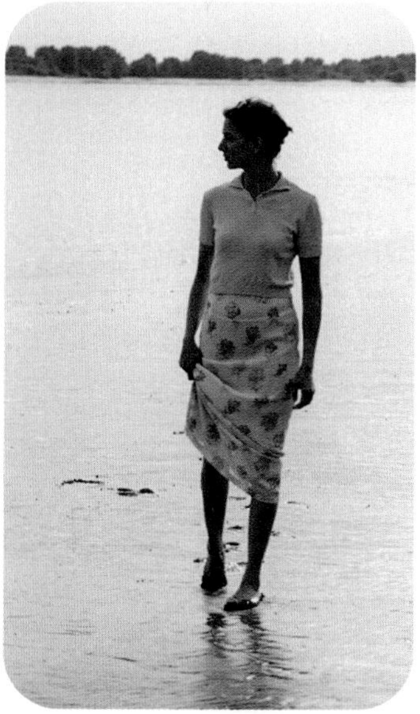

Sag dem Stress Ade!

Viel Schönheit entsteht durch weniger Stress. Der ewige Nervenkrieg und die Alltagshetze schaden dem gesamten Organismus, machen anfällig für Krankheiten und lassen die Haut schnell alt aussehen.

Schönheit kommt im Schlaf

Schlafen Sie sich schön und so lange, wie Ihr Körper danach verlangt. Lassen Sie sich nicht von anderen vorschreiben, wie groß Ihr Schlafbedürfnis zu sein hat.

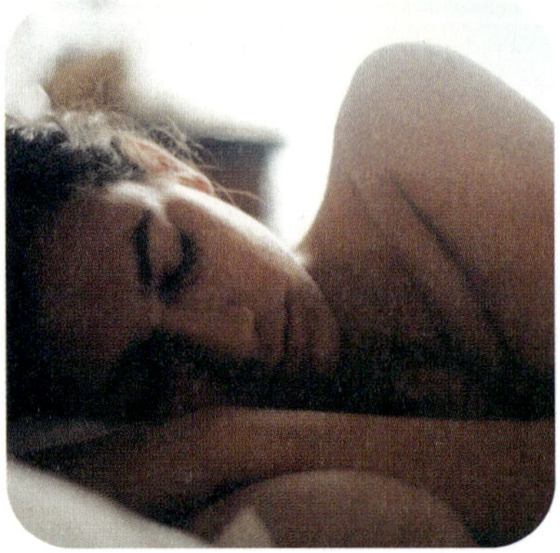

Schlafen Sie sich schön!

Ihr Körper ist ein Individualist: So wie einige blonde und andere braune Haare haben, so unterscheidet sich auch der Schlafbedarf der Menschen.

Sonne geht der Haut an die Nieren

Wer sich häufig und intensiv von der Sonne bescheinen lässt, denkt nur an die kurzfristige Schönheit.

Auf ausgedehnte Sonnenbäder und regelmäßige Besuche im Solarium sollten Sie verzichten. Das Altern der Haut und Falten sind dabei programmiert. Denn UV-Strahlung schädigt die Haut, sie wird ledrig und trocken, Pigmentflecken treten gehäuft auf, und im Extremfall entsteht Hautkrebs. Hände und Gesicht sind der Sonnenstrahlung besonders häufig ausgesetzt und altern am schnellsten. Verwenden Sie daher, wenn Sie an die frische Luft gehen, immer Cremes mit dem Lichtschutzfaktor 15.

Vitamine und mehr

Vitalstoffe nähren Ihre Haut. Besonders wichtig sind neben der Kieselsäure (Silizium) die Vitamine A, B_2, B_3, B_6, C, E und H, Provitamin B_5, Coenzym Q10 sowie Eisen, Zink, Selen und Kupfer.

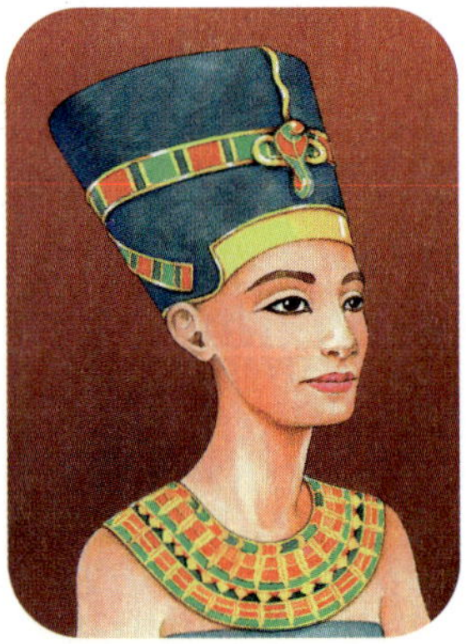

Schon Nofretete pflegte ihre Haut mit dem Öl des Schwarzkümmels.

Wie Kleopatra und Nofretete in Öl baden

Ungesättigte Fettsäuren sind unentbehrliche Bestandteile unserer Hautfette. Sie halten die Haut feucht und geschmeidig. Besonders wichtig ist die Gamma-Linolensäure, eine mehrfach ungesättigte Fettsäure. Bei einem Mangel wird die Haut spröde und das Haar brüchig. In der Natur kommt Gamma-Linolensäure nur spärlich vor. Besonders ergiebige Lieferanten sind Nachtkerzen- und Borretschöle. Sie sind als Balsam für Haut und Haare in Nahrungsergänzungsmitteln, Kosmetika und Heilsalben zu finden.

Auch Schwarzkümmelöl ist reich an ungesättigten Fettsäuren. Schon Kleopatra und Nofretete pflegten ihren Körper mit diesem Öl und verwendeten es als Badezusatz. Schwarzkümmelöl kann äußerlich zur Massage und Pflege für Haut und Haare sowie innerlich in Form von Nahrungsergänzungsmitteln angewendet werden. Seine ungesättigten Fettsäuren beruhigen empfindliche Haut und bewahren sie vor dem Austrocknen.

Bier und Rauch – ein schlechter Brauch

Trinken Sie Alkohol nur in Maßen. Ansonsten wird Ihre Haut unrein und verliert an Feuchtigkeit. Verzichten Sie ganz auf Nikotin, denn Zigarettenrauchen ist der Todfeind jeder schönen Haut. Es macht sie pickelig, fahl, blass, grau und lässt sie schneller altern.

Mehr Feuchtigkeit und weniger Falten durch Vitalstoffe

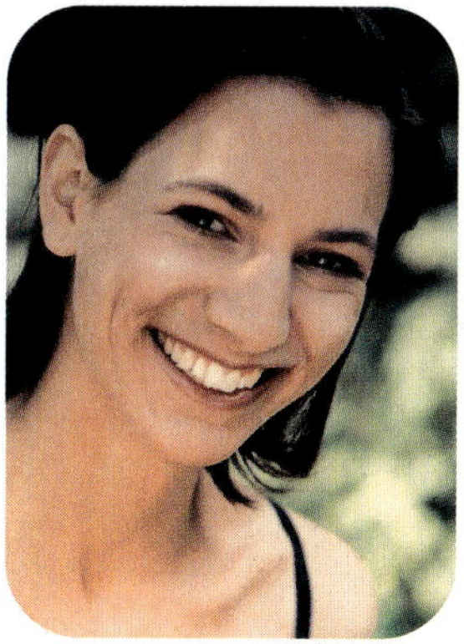

Vitalstoffe sind der Garant für eine jugendlich schöne Haut.

Zu einem attraktiven Äußeren gehört eine gepflegte, glatte und strahlende Haut. Um dies zu erreichen, müssen Frauen der Natur meist etwas auf die Sprünge helfen. Kosmetische Produkte oder Nahrungsergänzungsmittel mit Substanzen, die zur Hautverschönerung beitragen sollen, gibt es in Hülle und Fülle. Zu den wirkungsvollsten Schönheitselixieren zählen die so genannten Vitalstoffe – Vitamine, Spurenelemente und Mineralstoffe. Für jedes Problem gibt es die richtige Substanz: Vitamin E zum Beispiel schützt die Haut vor schädlichen äußeren Einflüssen, Kupfer sorgt für die richtige Pigmentierung und Silizium stärkt das Bindegewebe.

Vitalstoff	Wirkung auf den Organismus	Vorkommen in der Nahrung
KIESELSÄURE (Silizium)	wichtig für gesunde Haut, glänzende Haare und feste Nägel; erhöht die Hautfeuchtigkeit; sorgt für ein straffes und elastisches Bindegewebe; ein Mangel führt zu Haarausfall	Vollkorngetreide, Kartoffeln, Gemüse
EISEN	gegen raue Haut, brüchiges Haar und Rillen in den Fingernägeln	Innereien, Vollkorngetreide, Samen, Sojabohnen
KUPFER	wichtig für das Bindegewebe und die Pigmentierung von Haut und Haaren	Vollkorngetreide, Hülsenfrüchte, Nüsse, Fisch
SELEN	schützt die Haut vor Schäden durch freie Radikale; wichtig für den Haar- und Nagelwuchs	Fisch, Fleisch, Vollkorngetreide, Milch-, Sojaprodukte
ZINK	schützt die Haut vor Schäden durch freie Radikale; wirkt entzündungshemmend; fördert die Wundheilung; lindert Juckreiz; gegen Haarausfall und brüchige Nägel	Fleisch, Vollkorngetreide, Sesam, Kürbis-/Sonnenblumenkerne, Käse, Eier, Sojabohnen
VITAMIN A (Retinol)/ CAROTINOIDE	gegen alternde Haut und Falten; hält die Haut geschmeidig und weich; regt die Zellteilung an; unterstützt die Hauterneuerung; gegen brüchiges, sprödes Haar und Schuppenbildung	Butter, Eier, Leber, Gemüse
VITAMIN B_2 (Riboflavin)	erhält Haut und Schleimhäute gesund; gegen fahle, unreine juckende, entzündete Haut	Hefe, Innereien, Champignons, Nüsse, Leinsamen, Milchprodukte, Eier
VITAMIN B_3 (Niacin)	wichtig für den Zellstoffwechsel sowie den Aufbau und die Gesunderhaltung der Haut; gegen gerötete, rissige und entzündete Haut sowie gesprungene Lippen; ein Mangel führt zu Haarausfall	Fleisch, Fisch, Geflügel, Milch, Vollkorngetreide, Gemüse

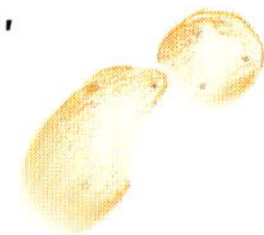
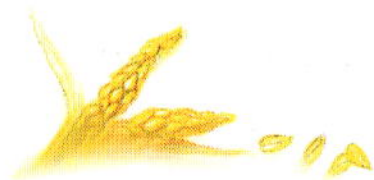
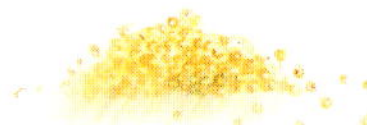
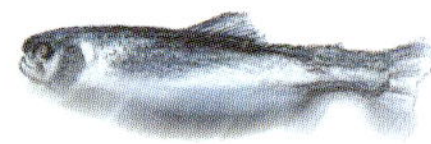
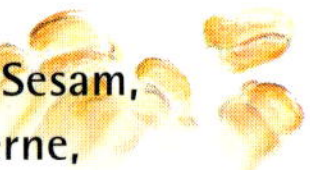
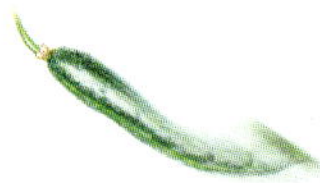
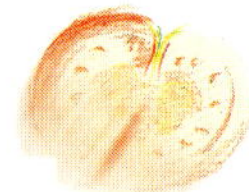
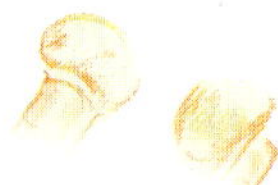
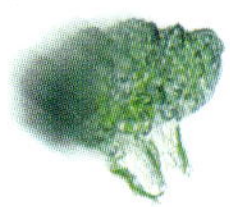
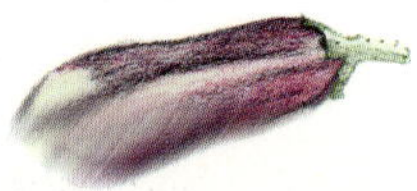

Vitalstoff	Wirkung auf den Organismus	Vorkommen in der Nahrung
VITAMIN B_6 (Pyridoxin)	gegen Hautveränderungen und Haarausfall; gegen Risse in den Mundwinkeln und gerötete, fettige schuppige und juckende Stellen in der Haut; ein Mangel führt zu Haarausfall	Fleisch, Innereien, Hülsenfrüchte, Vollkorngetreide, Bananen, Sojabohnen 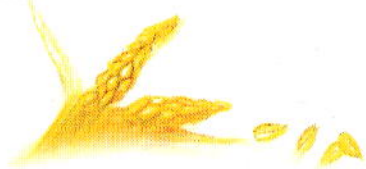
D-PANTHENOL (Provitamin B_5)	hilft der Haut, Feuchtigkeit zu binden und glättet sie; regt die Zellbildung an; beschleunigt Heilungsvorgänge; wirkt beruhigend auf die Haut; gut für die Struktur von Haaren und Nägeln	Innereien, Hülsenfrüchte, Vollkorngetreide, Milch, grünes Gemüse 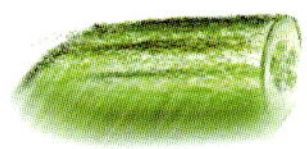 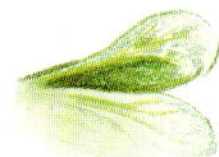
VITAMIN C (Ascorbinsäure)	unterstützt den Kollagenaufbau im Bindegewebe; erhöht die Spannkraft, Elastizität und Feuchtigkeit der Haut; schützt vor Schäden durch freie Radikale; wichtig für die Haarstruktur und feste Nägel	Gemüse, Obst, Sojabohnen 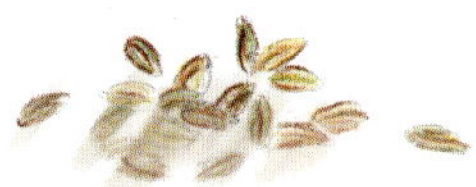
VITAMIN E (Tocopherol)	hemmt die Zellalterung; beugt Altersflecken und Falten vor; beschleunigt Heilungsprozesse; gegen trockene Haut; erhöht die Hautfeuchtigkeit; schützt die Haut vor Schäden durch freie Radikale, vor allem vor UV-Strahlung	kaltgepresste pflanzliche Öle, Nüsse, Samen, Vollkorngetreide, Gemüse 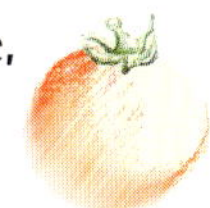 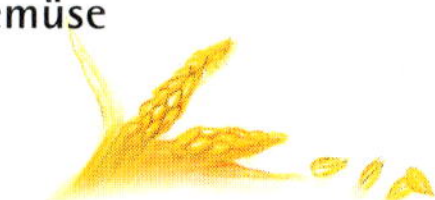
VITAMIN H (Biotin)	regt das Zellwachstum an; gegen spröde, brüchige Nägel und schuppige, trockene, fahle Haut; wichtig für das Haarwachstum; ein Mangel führt zu Haarausfall	Bierhefe, Champignons, Avocados, Weizenkleie, Haferflocken, Sojaprodukte, Eigelb 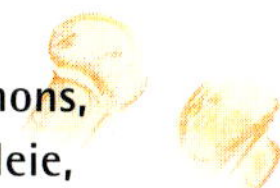 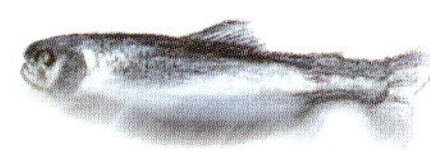
COENZYM Q10	unterstützt die Zellerneuerung; gegen Hautalterung; schützt die Haut vor Schäden durch freie Radikale (z. B. infolge übermäßiger Sonnenbestrahlung)	Sojabohnen, Fisch, Fleisch, Hülsenfrüchte, Weizenkeime, Nüsse, Öl, Brokkoli, Spinat 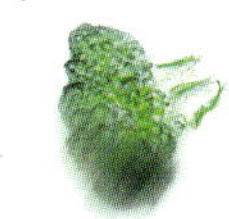

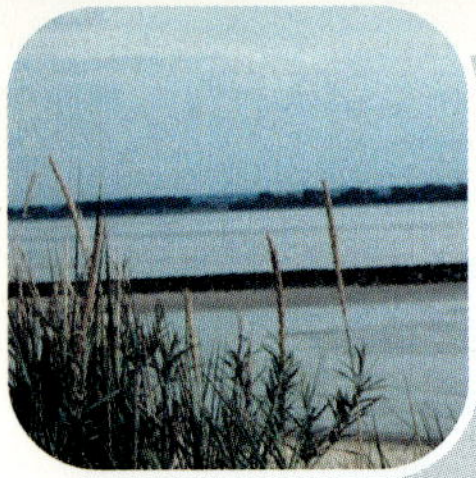

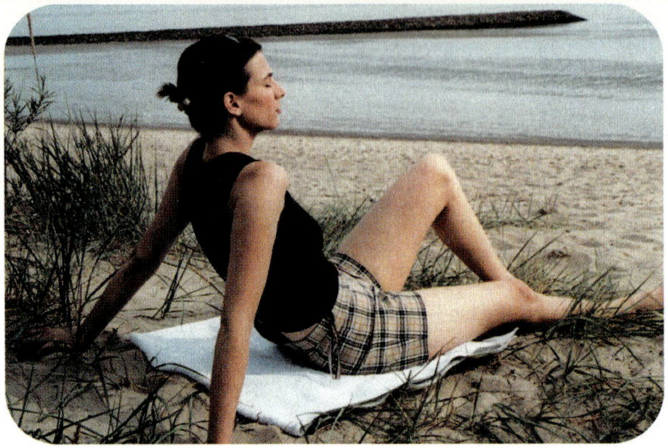

Geduld ist die Mutter der Schönheit

Die Wirkung der Vitalstoffe stellt sich nicht von heute auf morgen und schon gar nicht dauerhaft ein. Sie müssen damit rechnen, vitaminhaltige Kosmetika oder Nahrungsergänzungen über Wochen, Monate oder sogar Jahre anzuwenden.

Kieselsäure – Pflege, die unter die Haut geht

Besonders wichtig für eine gesunde und schöne Haut ist eine ausgewogene Ernährung. Der Grund ist einfach: Tritt ein Mangel an lebenswichtigen Vitaminen, Mineralstoffen oder Spurenelementen ein, wird die Haut schnell unrein, wirkt welk und fahl. Das in der Kieselsäure enthaltene Silizium erhöht die Widerstands- und Regenerationsfähigkeit der Haut beträchtlich. Innerlich über mehrere Wochen angewendet verhilft dieses Spurenelement unserer äußeren Hülle zu einer strafferen Struktur und einem frischeren Teint. Dieser Effekt lässt sich auch durch eine Gesichtsmaske herbeiführen, das Ergebnis – eine spürbar zarte und glatte Haut – ist jedoch lediglich von kurzer Dauer.

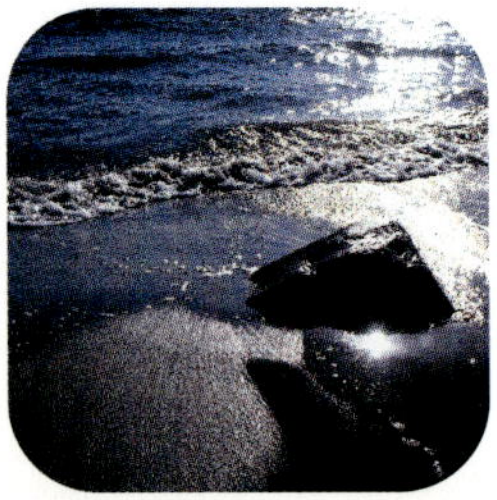

Natürliche Schönheit für die Haut

Kieselsäure beeinflusst unsere Haut auf verschiedene Weise:

- Sie ist wichtig für ein starkes Bindegewebe, das für die Nährstoffversorgung und Regenerationsfähigkeit unserer Haut unbedingt erforderlich ist und für Festigkeit und Elastizität sorgt.

- Sie steigert die Fähigkeit der bindegewebshaltigen Hautschichten, Wasser zu binden, und führt so zu einer strafferen Struktur und zu mehr Spannkraft. Infolge des ausgeglichenen Feuchtigkeitsgehaltes wirkt die Haut frisch und fühlt sich geschmeidig an. Feine Linien und Falten werden geglättet und die Haut sieht jünger aus.
- Sie wirkt entzündungshemmend und beruhigt die Haut.
- Sie lindert Juckreiz und hilft bei allergischen Reaktionen.

Kieselsäure erhöht die Wasserbindungsfähigkeit der Haut enorm.

FALLBEISPIELE

W. F., männlich, 48 Jahre alt

Krankheitsbild: W. F. leidet unter Hautunreinheiten, früher hatte er eine starke Akne vulgaris.

Diagnose: unreine, fettige Haut.

Therapie: täglich zweimal einen Esslöffel Kieselsäure-Gel mit Wasser verdünnt; abends eine Gesichtsmaske aus purem Kieselsäure-Gel, die nach 30 Minuten abgewaschen wird; Behandlung über einen Zeitraum von knapp zwei Monaten.

Krankheitsverlauf: Die Hautunreinheiten bessern sich, die Talgproduktion normalisiert sich. Nach Abschluss der Therapie treten weniger Unreinheiten auf.

Beurteilung: zufrieden stellende therapeutische Wirkung.

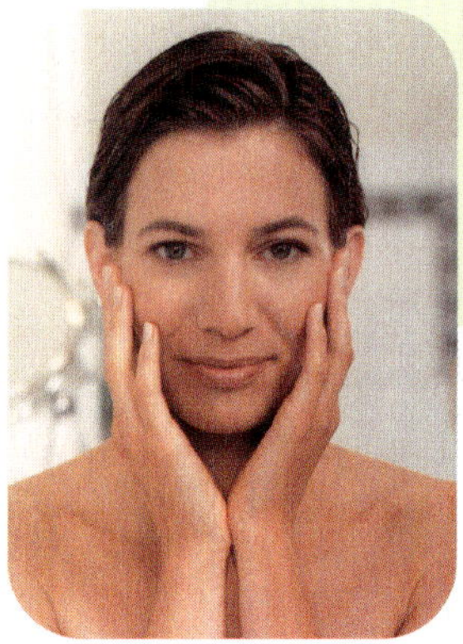

P. M., weiblich, 53 Jahre alt

Krankheitsbild: P. M. leidet unter schlaffer, welker, schlecht durchbluteter Haut mit hervortretenden Venen.

Diagnose: Bindegewebsschwäche, vorzeitige Hautalterung.

Therapie: täglich einen Esslöffel Kieselsäure-Gel innerlich (mit Wasser verdünnt) und eine Gesichtsmaske mit einem Esslöffel Gel auf drei Teile Wasser (nach 20 Minuten abgewaschen); Behandlung über einen Zeitraum von zehn Wochen.

Krankheitsverlauf: Nach zwei Wochen wirkt die Haut frischer und besser durchblutet. Dieser Prozess setzt sich fort, am Ende hat sich die Haut stark verjüngt.

Beurteilung: gute therapeutische Wirkung.

So helfen Sie sich selbst: Kieselsäure im Einsatz für Ihre Haut

• **INNERLICH**

Gegen alternde Haut (auch vorbeugend)

ANWENDUNG: täglich mit Wasser verdünntes Kieselsäure-Gel einnehmen (Dosierung nach Herstellerangabe).
DAUER DER ANWENDUNG: drei Monate (ein- bis zweimal pro Jahr).

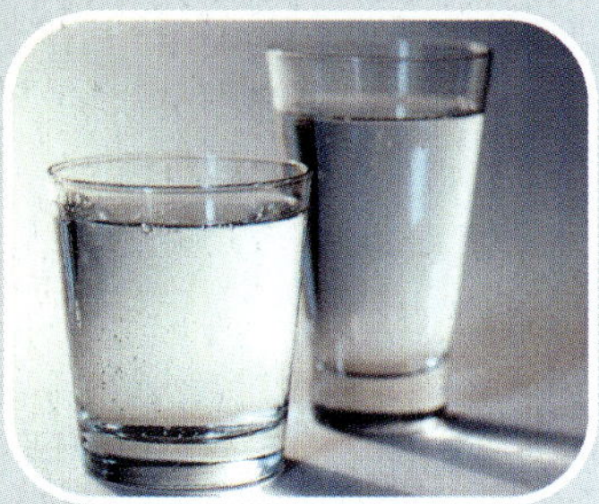

Bei strapazierter Haut

ANWENDUNG: täglich mit Wasser verdünntes Kieselsäure-Gel einnehmen (Dosierung nach Herstellerangabe).
DAUER DER ANWENDUNG: ein bis zwei Monate (ein- bis zweimal pro Jahr).

Bei trockener Haut

ANWENDUNG: täglich mit Wasser verdünntes Kieselsäure-Gel einnehmen (Dosierung nach Herstellerangabe).
DAUER DER ANWENDUNG: zwei bis drei Monate (ein- bis zweimal pro Jahr).

Bei welker, schlaffer Haut

ANWENDUNG: täglich mit Wasser verdünntes Kieselsäure-Gel einnehmen (Dosierung nach Herstellerangabe); zusätzlich: ein- bis zweimal pro Tag eine Gesichtsmaske (s. Seite 67) auftragen und 20 Minuten einwirken lassen.
DAUER DER ANWENDUNG: zwei bis drei Monate (ein- bis zweimal pro Jahr).

E. N., weiblich, 49 Jahre alt

Krankheitsbild: E. N. neigt zu stark juckenden Hautallergien mit Rötung und Blasenbildung.

Diagnose: allergischer Ausschlag.

Therapie: dreimal täglich pures Kieselsäure-Gel auf die betroffenen Hautstellen aufgetupft, insgesamt 18 Tage lang.

Krankheitsverlauf: Der Juckreiz lässt schlagartig nach, im weiteren Verlauf bilden sich Rötungen und Bläschen zurück.

Beurteilung: sehr gute therapeutische Wirkung.

• ÄUSSERLICH

Pflege für jeden Tag

ANWENDUNG: bei der täglichen Gesichtsreinigung eine erbsengroße Menge Kieselsäure-Gel zwischen den Handflächen reiben und anschließend sanft in die feuchte Gesichtshaut massieren.

Ein Vollbad für den ganzen Körper

ANWENDUNG: sechs Esslöffel Kieselsäure-Gel zum Badewasser geben und darin ein 20-minütiges Vollbad nehmen.
WIRKUNG: Die Haut wird geschmeidig. Das Kieselsäure-Bad wirkt entspannend und wohltuend auch auf die Gelenke.

Erfrischende Gesichtsmaske

HERSTELLUNG: einen Esslöffel Kieselsäure-Gel oder -Pulver mit Jogurt zu einer cremigen Masse verrühren.
ANWENDUNG: Mischung auf die Haut auftragen (sparen Sie dabei die Augenpartie aus), zehn Minuten einwirken lassen und dann abwaschen.
WIRKUNG: Die Haut wird geschmeidig und weich.
HÄUFIGKEIT: nach persönlichem Gusto (je kürzer die Abstände, desto sicherer die Wirkung).
TIPP: Sie können die Kieselsäure auch mit einer fertigen Gesichtsmaske aus dem Schönheitsregal mischen.
GEGEN ALTERNDE HAUT: bei alternder Haut empfiehlt sich die tägliche Anwendung der Gesichtsmaske über zwei bis drei Monate (ein- bis zweimal pro Jahr). Lassen Sie die Maske 20 bis 30 Minuten einwirken. Bei Bedarf kann sie mehrmals täglich aufgetragen werden.

Bei Rötungen und »hektischen« Flecken

ANWENDUNG: dreimal täglich mit Wasser verdünntes Kieselsäure-Gel pur (Alternative: Pulver mit etwas Wasser vermischen) auf die betroffenen Hautstellen auftragen und etwa zehn Minuten einwirken lassen.
DAUER DER ANWENDUNG: bis die Symptome abgeklungen sind.

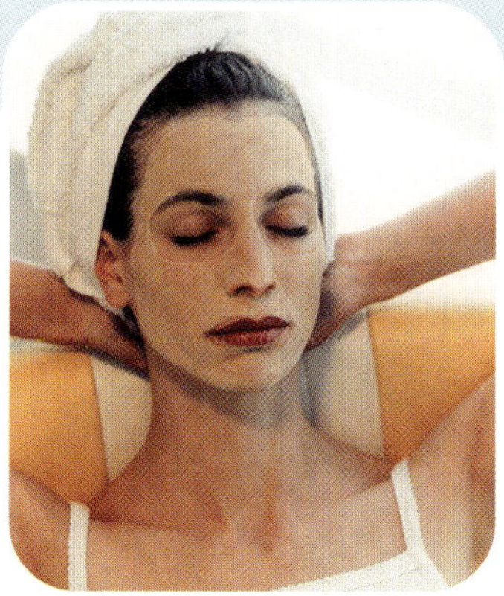

Gesichtsmasken entspannen und erfrischen.

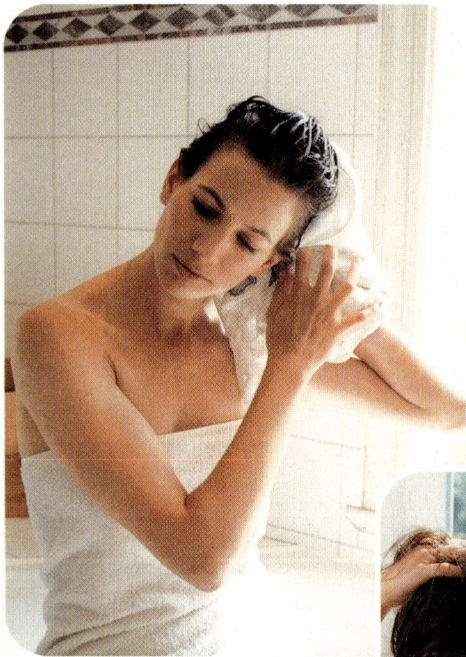

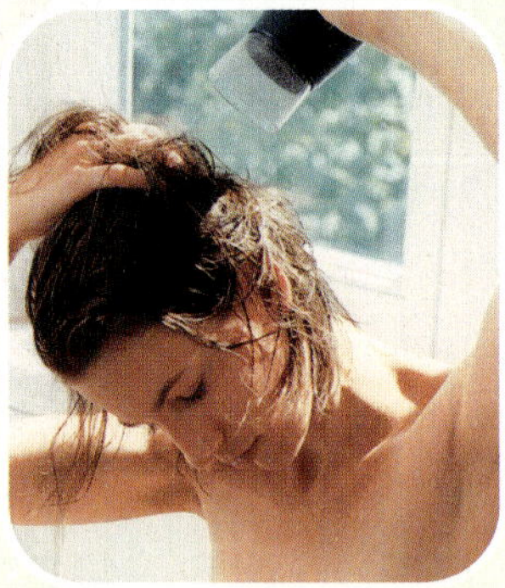

Blickfang

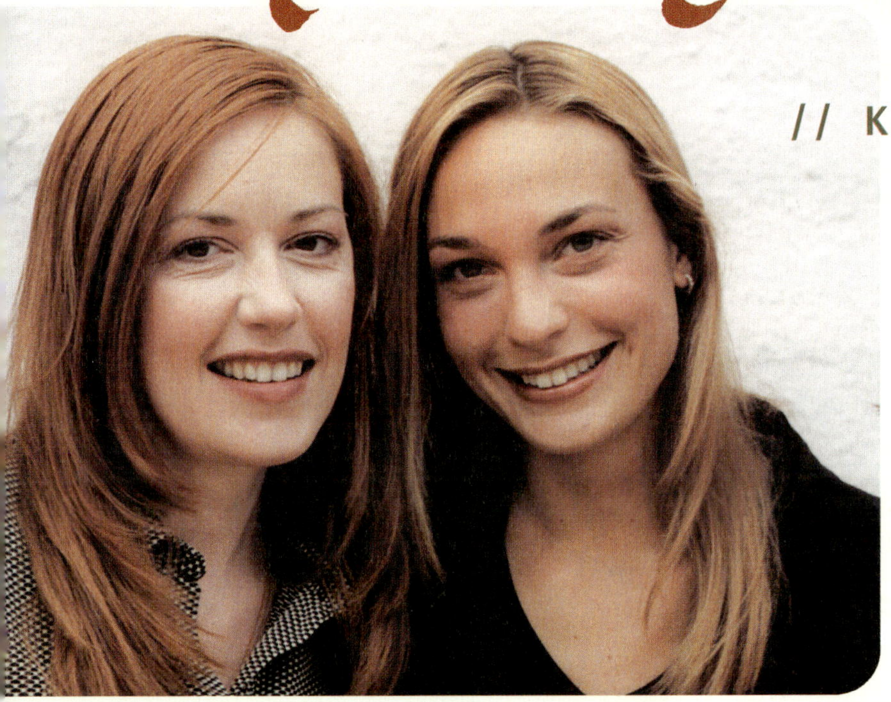

// KRÄFTIGES HAAR //

4

Haare, Symbol für Schönheit und weibliche Leidenschaft, sind sehr sensibel. Sie reagieren auf Sonne oder Wind und nehmen allzu intensive Pflege, ständiges Fönen, Stylen und regelmäßiges Färben oder Tönen ebenso übel wie mangelhafte Pflege. Vitamine, Mineralstoffe und Spurenelemente nähren unsere Haare von innen. Kieselsäure (Silizium) ist eine der besonders wirkungsvollen Essenzen für vitale und schöne Haare.

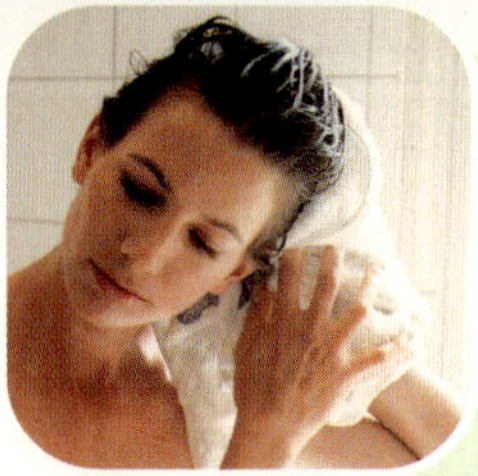

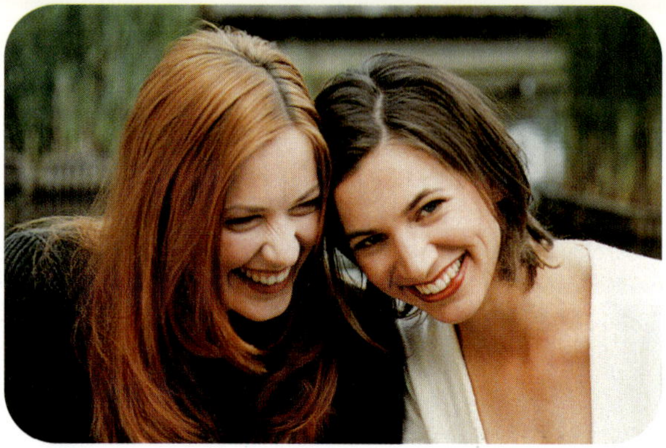

Mit schönem Haar Akzente setzen

Haare sind ein Symbol für Schönheit und verraten viel über unsere Persönlichkeit und Lebenseinstellung. Kaum etwas an uns können wir so schnell und einfach verwandeln wie unsere Haare: Wir bestimmen ihre Länge, ihren Schnitt und ihre Farbe. Nach einer zerbrochenen Beziehung beispielsweise sind es oft die Haare, die wir verändern – als ein klares Signal für den Neuanfang in uns selbst. Während unsere Haut zeigt, was wir sind, indem sie unsere innere Befindlichkeit widerspiegelt, verraten die Haare, was wir sein wollen: extravagant oder unauffällig, grell oder natürlich, berechenbar oder aufmüpfig.

MIT MUSKELKRAFT

Wer friert oder Angst hat, dem »stehen die Haare zu Berge« – ein Relikt aus früheren Zeiten. An der Reaktion sind kleine Muskeln beteiligt, die sich bei Angst oder Kälte zusammenziehen.

INFO

Haarige Tatsachen

Jeder Mensch besitzt ungefähr fünf Millionen Haare, etwas mehr als 100 000 davon befinden sich auf dem Kopf. Mit Ausnahme der Handinnenflächen, der Fußsohlen und Lippen wachsen überall an unserem Körper kleine Flaumhaare. Dichter behaart sind Teile des Kopfes, der Genitalbereich und die Achselhöhlen.

Sinnbild für Leidenschaft

Wir identifizieren uns mit unseren Haaren, sind sie doch seit jeher Sinnbild für Erotik und weibliche Leidenschaft, für Sinnlichkeit und Verführungskunst. Die Loreley zog die Rheinschiffer mit ihren Haaren zunächst in den Bann und anschließend ins Verderben. Oder denken Sie an Rapunzel, die ihr Haar herunterließ, um den Geliebten in ihre Arme schließen zu können. Und was ist mit den rothaarigen Frauen? Worin liegt ihr Geheimnis? Was macht sie so begehrenswert und warum wurden gerade sie als Hexen überdurchschnittlich oft hingerichtet?

Haare spielen die Hauptrolle

Unsere Haare spielen eine Hauptrolle, und das, obwohl sie aus totem Material bestehen. Mit ungepflegten oder fettigen Haaren, mit einer bezaubernden Löwenmähne, einem Schnitt mit Pfiff oder Farb- und Glanzeffekten entscheiden wir selbst, ob wir im Mittelpunkt des Geschehens stehen und dabei positiv oder negativ auffallen, anziehen oder abschrecken. Der Pflege unserer Haare sollten wir daher besonders viel Liebe und Aufmerksamkeit widmen.

Exkurs: Aufbau der Haare

Haare bestehen wie Fuß- und Fingernägel aus dem Eiweiß Keratin. Sie entstehen in den Haarfollikeln, länglichen Einbuchtungen der Haut. Die Enden der Follikel heißen Haarpapillen und sind die Wachstumszentren: Dort wird neue Haarsubstanz gebildet und kontinuierlich nach außen geschoben. An den Papillen befinden sich Blutgefäße, die das Haar mit Nährstoffen versorgen, und Pigmentzellen, die ihm seine charakteristische Farbe geben. Talgdrüsen, deren Öffnung in die Follikel münden, fetten die Haare und halten sie auf diese Weise geschmeidig.

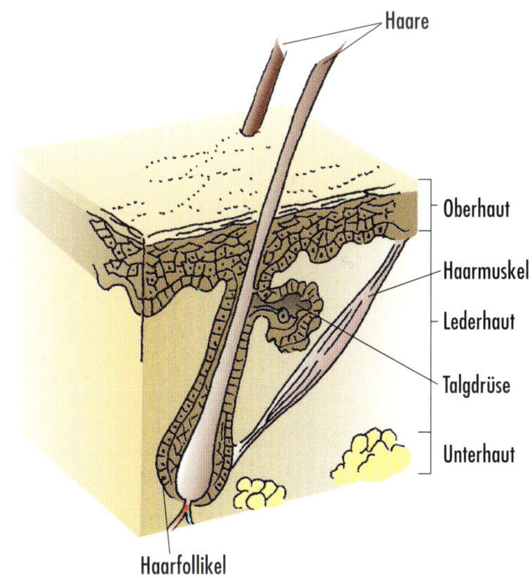

Das Haar in der menschlichen Haut

Auch Haarproduzenten brauchen Urlaub

Ein Haarfollikel ist nicht dauerhaft im Einsatz: Nach etwa vier bis sechs Jahren begibt es sich in eine Ruhephase, bei der das in ihm während der vergangenen Jahre gebildete Haar ausfällt. Auf diese Art und Weise verliert der Mensch etwa 50 bis 100 Haare pro Tag. Nach ein paar Monaten Pause nimmt das Follikel seinen Dienst erneut auf und produziert ein weiteres Haar, das dann wieder mehrere Jahre wächst.

Kleine Röhre aus Keratin

Unsere Haare sind durchschnittlich 0,1 Millimeter dick, fest und elastisch. Sie sind röhrenförmig aufgebaut, bestehen aus Keratinfasern, in der die farbgebenden Pigmente eingelagert sind, und werden außen von kleinen, schuppenförmigen Platten aus Keratin bedeckt.

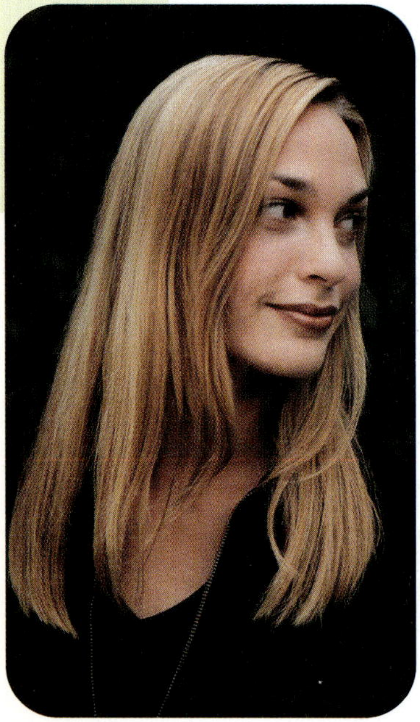

Schöne Haare ziehen an.

Kieselsäure pflegt bis in die Wurzeln

Auch wenn Haare aus lebloser Materie bestehen, bedeutet das nicht, dass sie unempfindlich gegenüber äußeren Einflüssen sind. Im Gegenteil: Sie reagieren äußerst sensibel auf Sonne und Wind und nehmen eine allzu intensive Pflege, ständiges Fönen, Stylen und regelmäßiges Färben oder Tönen ziemlich übel. Je mehr Strapazen die Haare ausgesetzt sind, desto stärker wird ihre Struktur zerstört. Das Ergebnis sind gespaltene Spitzen, stumpfe und unansehnliche Haare. Im Extremfall gleicht der Kopf einem Besen und ist unfrisierbar.

Gesundes Haar will gut genährt sein

Je gesünder und widerstandsfähiger Haare sind, desto weniger können ihnen mechanische oder chemische Belastungen etwas anhaben. Die beste Voraussetzung für einen von Grund auf gesunden Schopf ist eine speziell auf die Haare zugeschnittene Ernährung, die alle für den Aufbau benötigten Vitamine, Mineralstoffe und Spurenelemente beinhaltet (s. Kapitel 3/Mehr Feuchtigkeit und weniger Falten durch Vitalstoffe). Silizium ist einer der wesentlichen Bausteine, den unser Körper zum Aufbau von vitalem Haar braucht. Ein Mangel führt zu sprödem, glanzlosem und brüchigem Haar. Wissenschaftliche Untersuchungen haben ergeben, dass Haarausfall mit niedrigeren Siliziumwerten einhergeht. Mit der Einnahme von Kieselsäure über mehrere Monate lässt sich diesem Defizit vorbeugen.

Stabiles Umfeld – starke Struktur

Die Wirkung der Kieselsäure geht auf zwei Faktoren zurück. Einerseits sorgt sie für ein gesundes Bindegewebe und damit für ein intaktes Umfeld sowie eine gute Nährstoffversorgung der Haarpapillen, die an der Grenze zwischen der bindegewebsreichen Leder- und der Unterhaut sitzen. Zudem haben Forscher entdeckt, dass das in der Kieselsäure enthaltene Silizium die Haarstruktur auch direkt stärken kann, indem es die Quervernetzung der Keratin-Eiweiß-Bausteine unterstützt und damit Stabilität, Struktur und Aussehen der Haare verbessert.

TIPP

Haarpflegeprodukte mit Kieselsäure können Sie bequem und schnell selbst herstellen. Mischen Sie dafür etwa zwei Esslöffel Kieselsäure-Gel in ein Shampoo, in eine Kur oder Spülung. Fertig ist Ihr ganz persönliches Pflegeprodukt!

ALTERNATIVE: Massieren Sie vor dem Haarewaschen etwa einen Teelöffel Kieselsäure-Gel ins nasse Haar.

Haarpflegeprodukte geben Glanz zurück

Die Kieselsäurezufuhr über Nahrungsergänzungsmittel ist der sicherste und wirkungsvollste Weg zu schönem und gesundem Haar, weil die Substanz nur so in ausreichender Menge dorthin gelangt, wo sie tatsächlich benötigt wird: ins Innere der Haut. Trotzdem schwören viele Frauen auch auf die zusätzlich vitalisierenden Effekte von Kieselsäureshampoos, -spülungen oder -kuren.

FALLBEISPIEL

A. D., weiblich, 27 Jahre alt

Krankheitsbild: A. D. klagt über chronische Verdauungsbeschwerden und Unterleibsschmerzen, deren Ursache aus einer Eingeweidesenkung herrührt. Hinzu kommt unter anderem stärkerer Haarausfall.

Diagnose: anlagebedingte Bindegewebsschwäche.

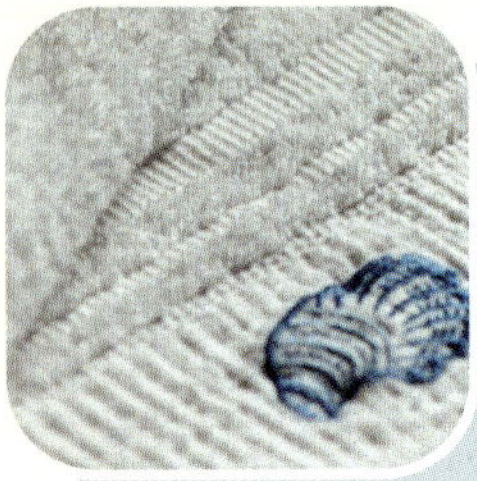

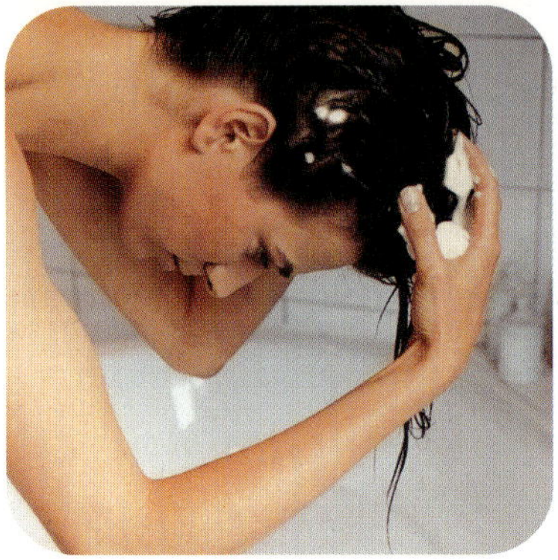

Rubbeln Sie Ihre Haare nach dem Waschen nicht trocken.
Kämmen Sie Ihre Haare immer mit einem breit gezinkten Kamm.

Therapie: täglich zwei Esslöffel Kieselsäure-Gel mit Wasser verdünnt über einen Zeitraum von drei Monaten.
Krankheitsverlauf: Es dauert ungefähr vier Wochen, bis A. D. eine erste deutliche Besserung des Haarausfalls und ihrer Verdauungsbeschwerden bestätigt.
Beurteilung: zufrieden stellende therapeutische Wirkung.

Tipps für mehr Ha(a)rmonie und Glanz

Welcher Haartyp uns von Natur aus mitgegeben wird, können wir nicht beeinflussen. In unserer Hand liegt jedoch, wie wir damit umgehen. Attribute wie gesund, geschmeidig, glänzend und schön sind keine Frage des Zufalls oder Schicksals, wie Sie an den folgenden Grundregeln für die Behandlung von Problemhaar sehen werden.

Haarige Probleme

Das schädigt Ihre Haare

Langhaarfrisuren liegen im Trend. Bei vielen Menschen werden die Haare aber erst gar nicht lang. In den wenigsten Fällen liegt das an der vorgegebenen Haarstruktur, wie vielfach behauptet wird (»Meine Haare sind zu dünn, zu trocken ...«). Schuld am vorzeitigen Spliss und damit am jähen Ende vom Traum der Löwenmähne sind die vielen kleinen Pflegesünden:

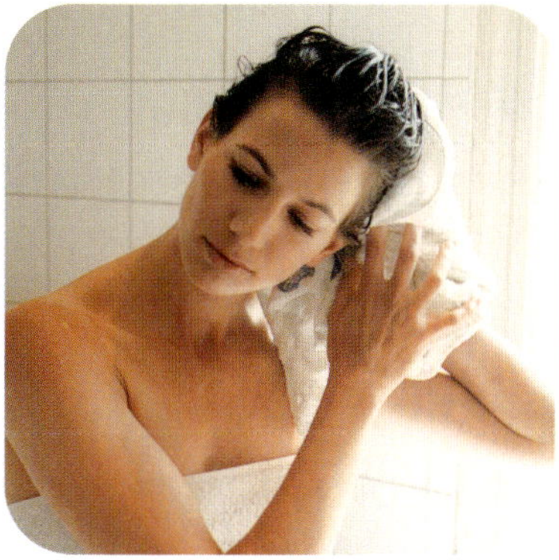

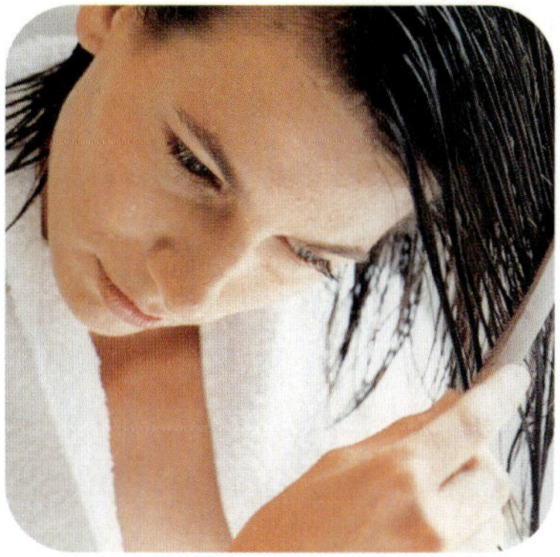

- ständiges Färben und Tönen
- Dauerwellen
- Pflegenotstand (zu wenig Kuren, aggressive Shampoos ...)
- Trockenrubbeln nach dem Waschen
- Kämmen von nassem Haar
- zu häufiges Fönen oder Benutzen des Lockenstabes
- die Verwendung von Kämmen und Bürsten mit scharfen Kanten
- zu häufiger Kontakt mit Chlorwasser im Schwimmbad oder Salzwasser im Meer
- mangelhafter Schutz vor Wind und Sonne
- falsche Ernährung

HINWEIS

Spezial-Shampoos für strapaziertes Haar sind nicht uneingeschränkt empfehlenswert. Sie enthalten häufig zu viele pflegende Substanzen, die das Haar auf Dauer sehr schwer und stumpf machen.

So helfen Sie sich selbst: Kieselsäure kräftigt die Haare

- **Zwei-Monats-Kur**

ANWENDUNG: täglich Kieselsäure-Gel einnehmen (Dosierung nach Herstellerangabe).

DAUER DER ANWENDUNG: zwei bis drei Monate.

WIRKUNG: Die Kur fördert das Haarwachstum und macht die Haare glänzend und kräftiger.

Sanfte Pflege für strapazierte Haare und gegen Spliss

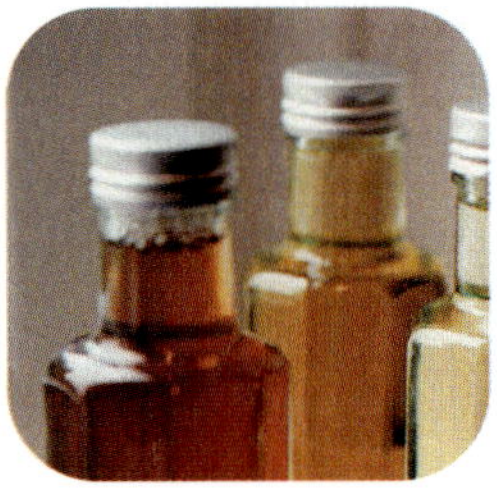

Färben, Fönen, scharfkantige Kämme etc. können dazu führen, dass die Haarstruktur leidet, die Haare abbrechen und Spliss (gespaltene Haarspitzen) entsteht. Achten Sie darauf, dass Sie konsequent alles vermeiden, was Ihre Haare schädigen könnte (s. o. »Das schädigt Ihre Haare«), dann erledigt sich das Problem meist wie von selbst. Empfehlenswert sind außerdem die Zufuhr aufbauender Substanzen (Kieselsäure, Vitamine) und jede Menge Geduld. Denn: Ab einem bestimmten Schädigungsgrad lässt sich das Haar auch durch die beste Kur nicht mehr reparieren. Sie müssen dann warten, bis gesundes Haar nachgewachsen ist.

TIPP: PFLEGENDES ÖL FÜR DIE KOPFHAUT

Eine Massage mit Borretschöl fördert die Durchblutung der Kopfhaut, entspannt und versorgt Ihr Haar mit pflegenden Fettsäuren.

Bei Spliss sollten Sie folgende Regeln beachten:

- Gespaltene Spitzen müssen regelmäßig geschnitten werden. Lassen Sie sich alle zwei Monate einen »Spliss-Schnitt« verpassen, selbst wenn Sie Ihre Haare wachsen lassen wollen!
- Benutzen Sie nur milde Shampoos – das gilt auch für fettige Haare.
- Machen Sie nach jeder Haarwäsche eine Spülung und etwa nach jeder dritten Wäsche eine aufbauende Kur!
- Kämmen Sie Ihre Haare immer mit einem möglichst breit gezinkten Kamm! Vorsicht ist dabei vor allem bei nassen Haaren geboten – sie sind besonders empfindlich.

Kopfhaut nicht vergessen

Ab und zu sollten Sie Ihre Kopfhaut verwöhnen (lassen) – zum Beispiel mit einer sanften Massage. Das regt die Durchblutung und damit den Nährstofftransport zu den Haaren an. Zudem können Massagen ein hilfreiches Mittel gegen Schuppen sein.

Schuppen – nein danke

Fast ein Drittel aller Menschen leidet an Schuppen. Zwar sind sie gesundheitlich unbedenklich, doch gilt hier wie bei der Cellulite: Sie sind unschön und zer-

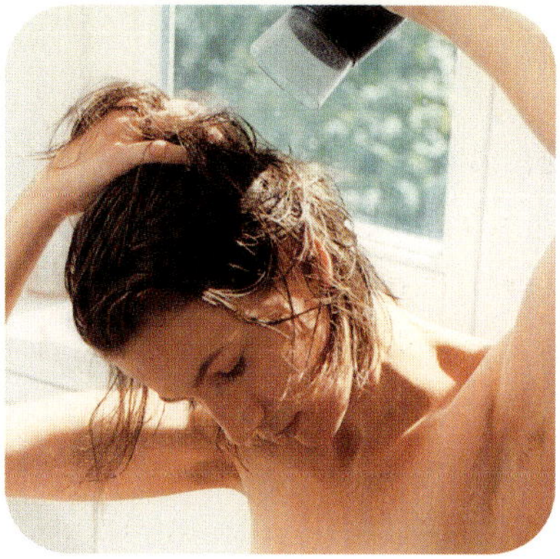

Häufiges und heißes Fönen ist ungesund für die Haare.

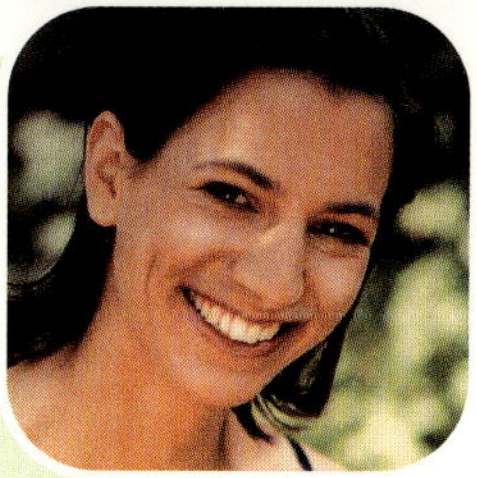

mürben die Psyche. Als Ursachen kommen Pilze, aggressive Haarpflegemittel, Entzündungen, Stress und Vitaminmangel in Frage. Wer sich zu oft die Haare mit aggressiven Shampoos wäscht, fordert die Schuppenbildung geradezu heraus. Mit Hilfe von speziellen Anti-Schuppen-Pflegemitteln bekommen Sie die lästigen Hautanhängsel meist bereits nach wenigen Wochen vollständig in den Griff. Ist dies nicht der Fall, sollten Sie einen Arzt aufsuchen.

Haarausfall oft harmlos

Von Haarausfall spricht man, wenn mehr als 100 Haare pro Tag ausfallen, und das über eine längere Zeit. Es gibt hormonell bedingte, kreisrunde und andere Formen des Haarausfalls. Auch Vitalstoff- und Siliziummangel kann Haarausfall auslösen. Wer feststellt, dass er übermäßig viele Haare verliert, sollte zunächst einen Arzt um Rat fragen. Nur dieser kann die genaue Ursache ermitteln. In den meisten Fällen wird es sich um einen kurzzeitigen und harmlosen Haarausfall handeln.

TIPP
Waschen Sie Kamm oder Bürste mindestens einmal pro Woche aus.

Haare mögen keine Hitze

Haare mögen keine Hitze und sollten deswegen möglichst oft an der Luft trocknen. Wenn Sie Ihre Haare fönen, sollten Sie diese daher je nach Haarlänge bis zu 45 Minuten vortrocknen lassen, dann die kälteste Stufe des Föns wählen und mit dem Fönen aufhören, kurz bevor die Haare ganz trocken sind.

Tägliches Waschen problematisch?

Problematisch ist häufiges Haarewaschen nur für Menschen, die eine empfindliche Kopfhaut haben. Ansonsten gilt: Verwenden Sie milde Shampoos, waschen Sie die Haare mit lauwarmem (auf keinen Fall heißem) Wasser und spülen Sie die Pflegemittel anschließend gründlich aus. Rubbeln Sie Ihre Haare nach dem Waschen nicht trocken, sondern betupfen Sie diese lediglich mit einem Handtuch.

Das Öl der Oliven, der Saft von Zitronen, Pfefferminzblätter und Kamillenblüten enthalten Substanzen, die die Haare pflegen.

Die empfindliche Kopfhaut

Wer eine empfindliche Kopfhaut hat, sollte alles vermeiden, was die Haut reizt: heißes Fönen, häufiges Haarewaschen, Kopfhautmassagen, aggressive Pflegemittel, übermäßige Sonnenbestrahlung etc.

TIPP

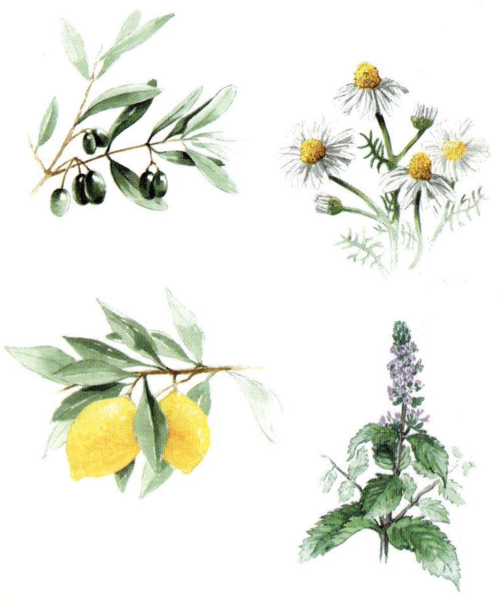

Auf natürliche Weise färben und pflegen

AUFBAUENDE KUR: Mischen Sie je nach Haarlänge zwei bis vier Esslöffel Olivenöl mit dem Saft einer halben bis einer Zitrone. Verteilen Sie die Mischung im trockenen Haar und lassen Sie diese etwa 30 bis 60 Minuten wirken. Waschen Sie Ihre Haare danach wie gewohnt mit einem Shampoo. Eine Spülung mit Zitronensaft macht die Haare glänzend und glättet zugleich die Haarstruktur.

FÜR MEHR GLANZ: Spülen Sie Ihre Haare nach der Wäsche mit verdünntem Obstessig. Das verleiht ihnen einen tollen Glanz. Bei fettigem Haar erhalten Sie diesen Effekt, indem Sie mit Pfefferminztee spülen.

NUR EIN SCHIMMER: Um Haaren einen Hauch von Farbe zu geben, brauchen Sie nicht gleich zur Tönung zu greifen. Spülungen mit Kamillentee verleihen blonden Haaren eine goldene Nuance, und Schwarzer Tee lässt dunkle Haare rötlich schimmern.

Fettiges Haar

Geht es um die Pflege von fettigem Haar, scheiden sich die Geister. Gegen fettiges Haar helfe nur häufiges Waschen, behaupten die einen. Andere schwören auf das Gegenteil: Nur die seltene Wäsche bringe die Haare dazu, mit der Zeit immer weniger schnell nachzufetten. Probieren geht in diesem Fall über studieren. Unumstritten sind die folgenden Maßnahmen: Verwenden Sie unbedingt ein mildes Shampoo, fönen Sie Ihre Haare nicht zu heiß und meiden Sie übermäßige Sonnenbestrahlung. Ein Vorteil von fettigen Haaren: Sie vertragen Dauerwellen, Färben und Tönen meist besser als normales Haar.

Mehr über Vitamine und Spurenelemente für die Haare erfahren Sie in Kapitel 3/Mehr Feuchtigkeit und weniger Falten durch Vitalstoffe.

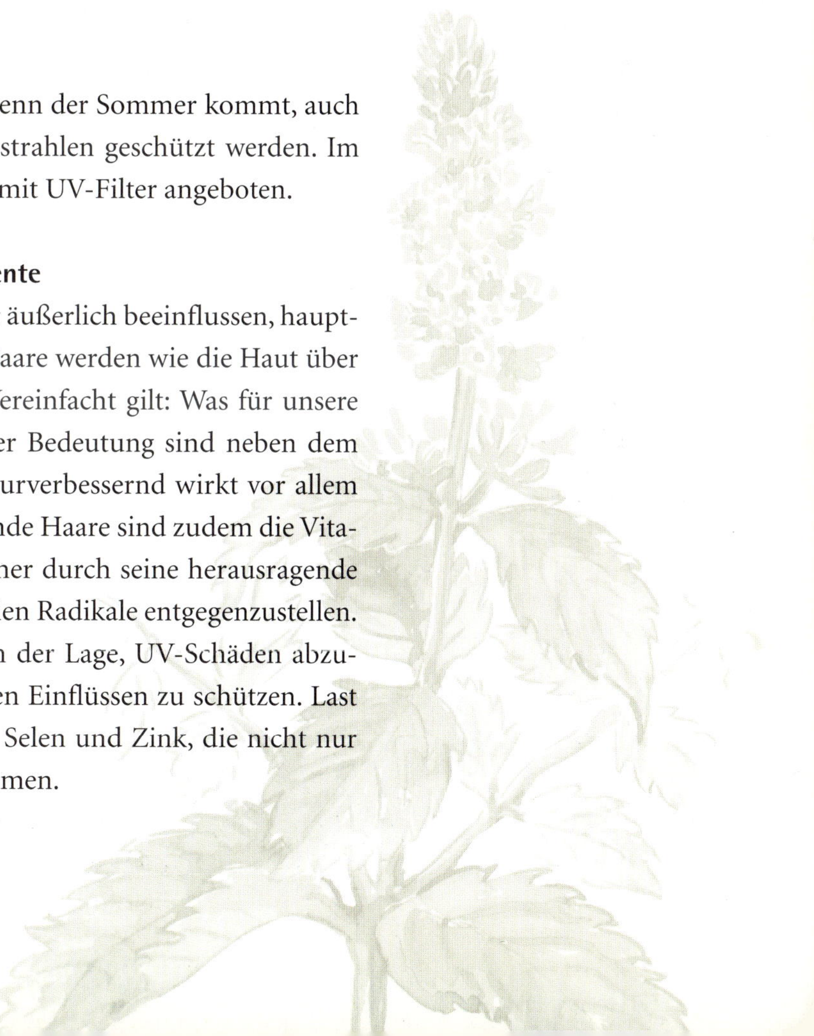

Sonnenschutz nicht vergessen

Nicht nur die Haut braucht besondere Pflege, wenn der Sommer kommt, auch die Haare müssen vor den schädlichen Sonnenstrahlen geschützt werden. Im Handel werden dafür Sprays, Festiger oder Gels mit UV-Filter angeboten.

Mehr Vitalität durch Vitamine und Spurenelemente

Glanz und Volumen von Haaren lassen sich zwar äußerlich beeinflussen, hauptsächlich kommen sie jedoch von innen. Denn Haare werden wie die Haut über den Blutkreislauf mit Aufbaustoffen versorgt. Vereinfacht gilt: Was für unsere Haut gut ist, hilft auch den Haaren. Von großer Bedeutung sind neben dem Silizium der Kieselsäure die B-Vitamine. Strukturverbessernd wirkt vor allem D-Panthenol (Provitamin B_5). Wichtig für gesunde Haare sind zudem die Vitamine A sowie C, und Vitamin E glänzt wie immer durch seine herausragende Fähigkeit, sich dem Angriff der so genannten freien Radikale entgegenzustellen. Aufgrund dieser Eigenschaft ist der Vitalstoff in der Lage, UV-Schäden abzuwehren und das Haar vor vielfältigen schädlichen Einflüssen zu schützen. Last but not least sind es die Spurenelemente Eisen, Selen und Zink, die nicht nur der Haut, sondern auch den Haaren zugute kommen.

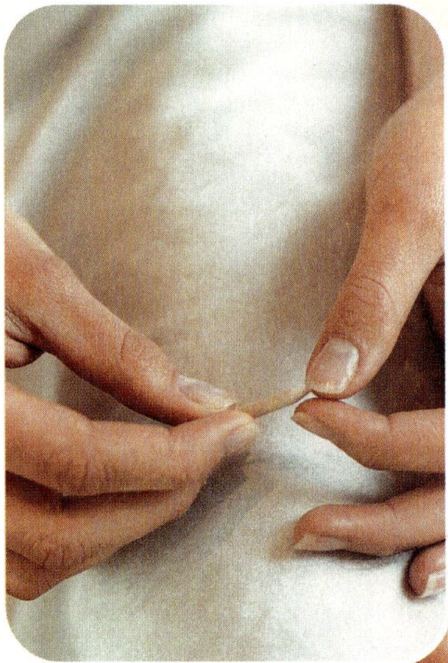

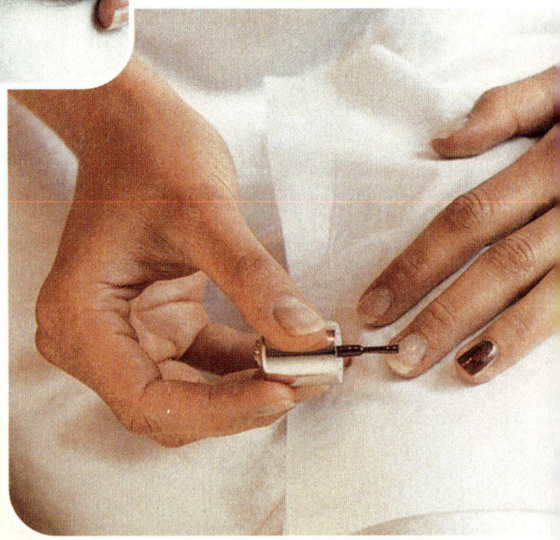

Zeigt her // EURE NÄGEL //

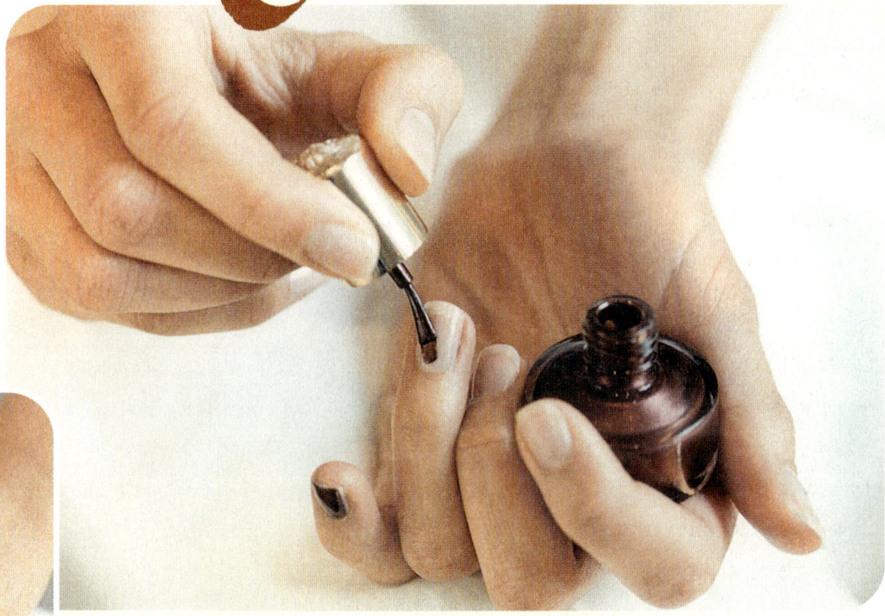

5

Unsere Hände und damit auch unsere Fingernägel stehen ständig im Mittelpunkt: Mit ihnen begrüßen wir Bekannte, Verwandte, Freunde und Geschäftspartner. Wir gestikulieren mit unseren Händen und verleihen dem Gesagten auf diese Weise Ausdruck. Äußere Einflüsse wie der Kontakt mit aggressiven Reinigungsmitteln und mechanische Belastungen im Alltag setzen unseren Fingernägeln mächtig zu. Damit sie die Herausforderung Alltag unbeschadet überstehen, benötigen sie viel und intensive Pflege.

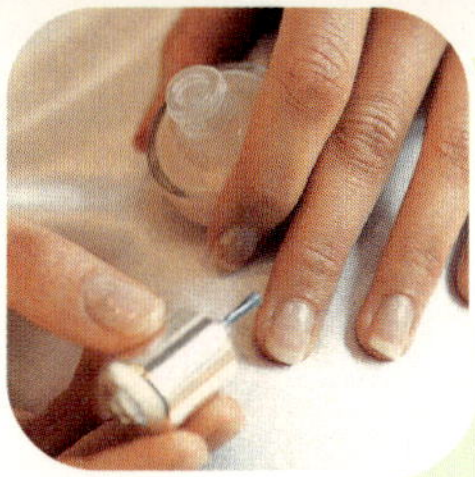

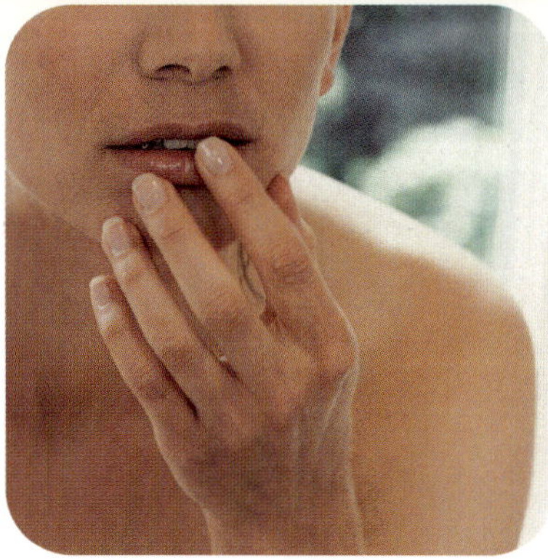

Fingernägel verraten viel über unseren Gesundheitszustand und unsere Psyche.

Visitenkarte Nägel

Gepflegte und schöne Fingernägel gehören ebenso zum Erscheinungsbild der selbstbewussten und erfolgreichen Frau von heute wie eine gepflegte Haut und schicke Kleidung. Die Nägel so zu pflegen, dass wir uns mit ihnen jederzeit sehen lassen können, ist im Alltag allerdings nicht immer ganz einfach. Denn unsere Hände sind im Dauereinsatz. Sie spülen, putzen, zupfen, zerren, schneiden, schrauben, schreiben, tippen, wischen, waschen, beziehen Betten, nähen Knöpfe an, räumen ein und aus. Kurz: Die Hände und damit auch die Fingernägel sind unser meist benötigtes Werkzeug, das viel und intensive Pflege braucht.

Verräterische Fingernägel

WICHTIGER HINWEIS! Wenn Sie auffällige Veränderungen an Ihren Nägeln entdecken, die Sie nicht deuten können oder die vielleicht auf eine Erkrankung hinweisen, sollten Sie einen Arzt um Rat fragen.

Fingernägel sagen wie Haut und Haare viel über unsere Psyche und unsere Lebensgewohnheiten aus. Nervöse Menschen kauen an ihren Nägeln, Raucher haben gelbliche Verfärbungen, und wer mit seinen Händen sein täglich Brot verdient, kann dies auch bei noch so aufwendiger Pflege meist nicht ganz verbergen. Wie viel Zeit wir unseren Nägeln widmen, ist für den geübten Betrachter ebenfalls leicht erkennbar: Feilen wir sie täglich oder stutzen wir sie einmal pro Woche im Eiltempo mit der Schere zurecht? Fingernägel verraten auch einiges über unseren Geschmack und unseren Charakter. Spielen wir gern die erste Geige, tragen schrille Farben und lieben die Provokation? Gehören wir zu den gepflegt »Konservativen«, welche die dezent-klassische Linie bevorzugen? Oder setzen wir auf Natürlichkeit und gesunde Pflege von innen und verzichten ganz auf Lacke und Farben?

Spiegel des Allgemeinbefindens

Äußere Einflüsse wie der regelmäßige Kontakt mit aggressiven Reinigungsmitteln oder Verletzungen der Nagelhaut bei der Maniküre lassen unsere Fingernägel oft unansehnlich aussehen und können zu langwierigen Entzündungen führen. Brüchige oder weiche Nägel deuten auf einen schlechten Allgemeinzustand, ein geschwächtes Immunsystem oder ernährungsbedingte Mängel an Vitaminen, Mineralstoffen und Spurenelementen hin. Auch innere Erkrankun-

Exkurs: Aufbau der Fingernägel

Wie die Haare gehören die Nägel zu den Anhängseln der Haut. Stark vereinfacht könnte man sie als besonders »feste« Variante der obersten Hornschicht unserer Haut bezeichnen: Es handelt sich um eine etwa 0,5 Millimeter dicke Hornplatte, die auf dem Nagelbett – das entspricht der Lederhaut – aufliegt. Im Unterschied zur Haut wächst der Nagel nicht von unten nach oben, sondern von hinten (Nagelmatrix) nach vorne, und zwar etwa drei Millimeter pro Monat. Deswegen müssen Nägel regelmäßig geschnitten werden.

Feste Nägel auf nervösem Grund

Die Nagelplatte besteht wie die Haare hauptsächlich aus dem Eiweißstoff Keratin, der ihr Festigkeit und Stabilität verleiht. Das unter der Platte liegende Bett ist reichlich mit Blutgefäßen und Nerven durchzogen. Wer sich schon einmal aus Versehen einen spitzen Gegenstand unter den Nagel geschoben hat, weiß, wie schmerzhaft das sein kann und wie viel Blut dabei fließt.

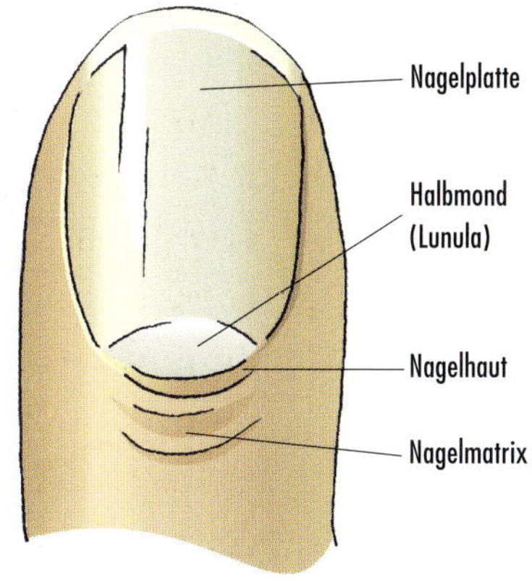

Der Fingernagel

gen, Pilzbefall oder Schädigungen durch Medikamente werden häufig durch Zustand und Farbe der Nägel äußerlich sichtbar. Dann werden die Nägel zum Beispiel braun, schwarz, grün, blau oder gelb. Treten kleinere weiße Einschlüsse auf, ist dies noch nicht beunruhigend, größere weiße Flecken dagegen deuten auf einen Zinkmangel hin. Querstreifen und Grübchen sind meist die Folge einer Erkrankung, einer Nagelbettentzündung, eines Ekzems, von Medikamenteneinwirkung oder Mangelerscheinungen. Der gesunde Nagel schimmert gleichmäßig rosa; er hat mehr oder weniger starke Längsrillen, die im Alter zunehmen. Die Lunula (Halbmond an der Nagelhaut) ist heller als der restliche Nagel.

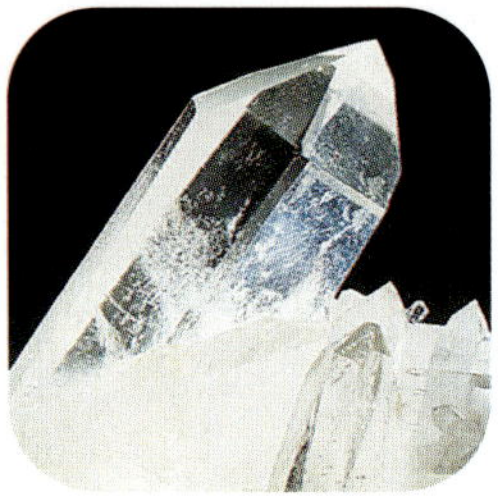

Hart im Nehmen dank Kieselsäure

Ärzte und Heilpraktiker können an den Nägeln sehen, wie es um das Allgemeinbefinden eines Menschen bestellt ist. Nur wenn der Körper ausreichend mit Vitalstoffen versorgt und gesund ist, präsentieren sich die Anhängsel der Haut in Topform. Kieselsäure ist eine derjenigen Substanzen, die für das Wachstum der Finger- und Fußnägel von besonderer Bedeutung sind. Mit Hilfe wissenschaftlicher Studien wurde der Zusammenhang zwischen der Versorgung mit Kieselsäure und dem Zustand der Nägel belegt.

Kieselsäure verbessert Stabilität, Struktur und Aussehen der Nägel.

Die Wirkungsweise ist ähnlich der bei den Haaren. Einerseits sorgt das in der Kieselsäure enthaltene Silizium für ein gesundes Bindegewebe und damit für eine gute Nährstoffversorgung der Nägel über die bindegewebsreiche Lederhaut. Zum anderen haben Untersuchungen ergeben, dass das Spurenelement die Quervernetzung der Keratin-Eiweiß-Bausteine und damit Stabilität, Struktur und Aussehen der Nägel verbessert.

Der positive Einfluss von Kieselsäure auf das Wachstum und die Festigkeit der Nägel wird nicht sofort, sondern erst nach fünf bis sechs Monaten sichtbar. Das ist der Zeitraum, den Fingernägel brauchen, um sich vollständig zu erneuern.

So helfen Sie sich selbst

- **Kieselsäure-Kur gegen brüchige Nägel**
  ANWENDUNG: täglich Kieselsäure-Gel einnehmen (Dosierung nach Herstellerangabe).
  DAUER DER ANWENDUNG: fünf Monate.

FALLBEISPIEL

L. B., weiblich, 55 Jahre alt
Krankheitsbild: L. B. leidet unter welker, früh gealterter Haut und brüchigen Nägeln.
Diagnose: vorzeitige Hautalterung durch Bindegewebsschwäche und Kieselsäuremangel.
Therapie: täglich zweimal einen Esslöffel Kieselsäure-Gel mit Wasser verdünnt eingenommen und dreimal täglich Kieselsäure-Gel für zehn Minuten pur auf das Gesicht aufgetragen; Behandlung über einen Zeitraum von 2,5 Monaten.
Krankheitsverlauf: Die Nägel von L. B. werden immer fester, die Haut wird straffer und wirkt frischer.
Beurteilung: gute therapeutische Wirkung.

Gepflegt bis in die Fingerspitzen

Gepflegte Hände und Fingernägel geben uns in der Öffentlichkeit Sicherheit. Wir begrüßen flüchtige Bekannte, gute Freunde und Geschäftspartner mit unseren Händen, gestikulieren und verleihen dem Gesagten auf diese Weise Ausdruck. Unsere Nägel stehen dabei ständig im Mittelpunkt. Wie müssen sie gepflegt werden, damit wir sie trotz der ungeheuren Belastungen im Alltag vorzeigen können? Hier ein paar Grundregeln:

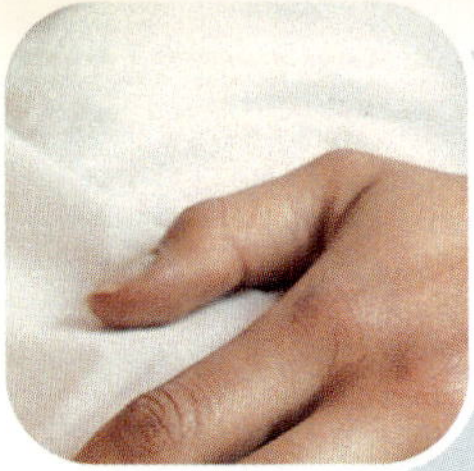

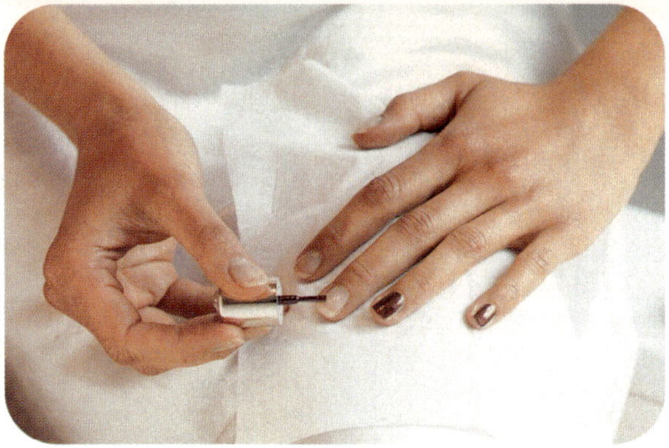

Bevor Sie Ihre Nägel lackieren, tragen Sie einen Unterlack auf.

- Brüchige, unansehnliche Fingernägel sind häufig eine Folge mangelhafter Ernährung. Denken Sie daher daran, Ihre Nägel von innen zu pflegen. Dabei gilt: Alles, was Ihrer Haut hilft, tut auch Ihren Nägeln gut (s. Kapitel 3 / Mehr Feuchtigkeit und weniger Falten durch Vitalstoffe).
- Vermeiden Sie allzu häufigen und langen Kontakt mit Wasser. Das weicht die Nägel auf und lässt sie brüchig werden.
- Tragen Sie beim Umgang mit Spül- und Waschmitteln Schutzhandschuhe. Unterhandschuhe aus Baumwolle saugen überschüssigen Schweiß auf.
- Trocknen Sie Ihre Hände nach dem Waschen stets gut ab.
- Pflegen Sie Hände und Nägel tagsüber mit einer milden Fettcreme.
- Fetten Sie Ihre Nägel abends mit Olivenöl oder einer Fettcreme ein. Angenehm und sehr wirkungsvoll bei strapazierten Nägeln ist ein warmes Olivenöl-Fingerbad vor dem Schlafengehen.
- Bevor Sie Nagellack verwenden, tragen Sie einen Unterlack auf. So schützen Sie die Nägel und vermeiden, dass sie vergilben.
- Lackieren Sie auf keinen Fall angegriffene, kranke Nägel.
- Entfernen Sie Nagellack nie mit entfettenden Substanzen wie azetonhaltigen Produkten, sondern nehmen Sie dafür stets Lackentferner auf Ölbasis.
- Lackieren Sie Ihre Nägel nicht ständig neu, sondern lassen Sie einmal aufgetragenen Lack so lange wie möglich auf dem Nagel.
- Tragen Sie künstliche Nägel nach Möglichkeit nicht permanent. Es gibt Hinweise darauf, dass diese die Hornschicht der echten Nägel angreifen.

Künstliche Nägel sind nichts für den Dauergebrauch. Lassen Sie Ihren Nägeln ab und zu etwas »Luft zum Atmen«.

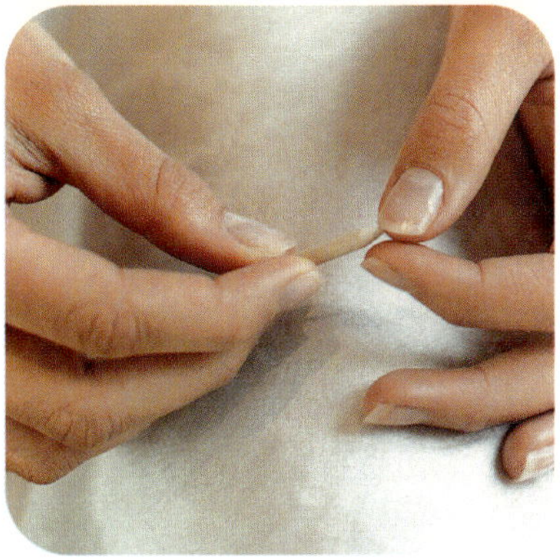

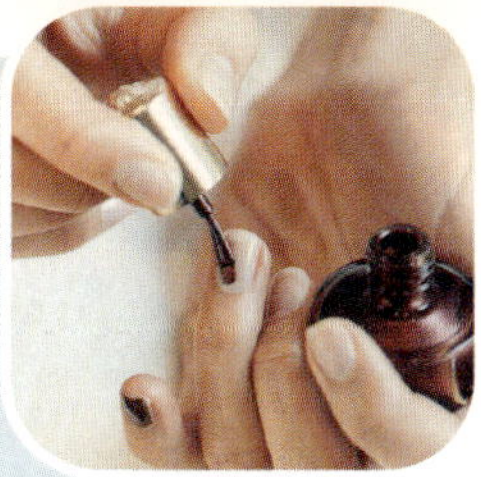

Die richtige Maniküre ist das A und O für schöne Nägel.

Maniküre nicht vergessen

Wenn Sie Ihre Nägel maniküren, sollten Sie einige Regeln beachten, damit die Verschönerungsabsicht letztendlich nicht zum gegenteiligen Effekt führt. Da lange Nägel schnell abbrechen oder sich spalten, sollten Menschen, die nicht übermäßig viel Zeit in die Pflege investieren wollen oder deren Hände sehr beansprucht worden sind, ihre Nägel regelmäßig kurz schneiden bzw. feilen. Beim Feilen sollten Sie darauf achten, dass dies immer nur in einer Richtung geschieht, und zwar von den äußeren Rändern zur Mitte hin. Je schwächer und dünner der Nagel ist, umso feinkörniger sollte die Feile sein. Mit Hilfe von Polierfeilen können Rillen und Verfärbungen beseitigt werden. Aber Vorsicht! Übertreiben Sie das Polieren nicht, sonst wird die Nagelplatte zu dünn.

Baden Sie Ihre Finger nach dem Feilen in lauwarmem Wasser mit ein paar Tropfen Jojobaöl, in warmem Olivenöl oder verwenden Sie dafür spezielle Pflegemittel. So werden die Nägel sauber und die Nagelhaut weich. Bei der anschließenden Pflege ist besondere Behutsamkeit geboten. Auf keinen Fall sollte die Nagelhaut vollständig weggeschnitten werden, denn sie schützt vor Eindringlingen wie Bakterien und Schmutzpartikeln. Ist sie weich, kann sie vorsichtig mit einem Holz-, Gummi- oder Kunststoffstab zurückgeschoben werden. Kleine Hautfetzen werden mit einer Hautzange abgeknipst. Im Anschluss an die Maniküre massieren Sie Ihre Nägel am besten mit einer Creme oder mit Öl. Vor dem Lackieren müssen die Nägel mit Hilfe von milden Reinigungsmitteln wieder restlos von diesen fetthaltigen Rückständen befreit werden.

Ges

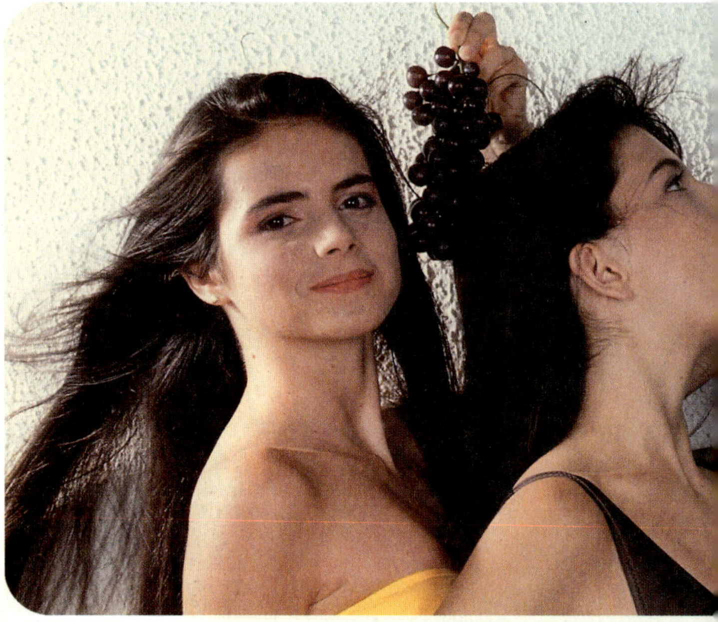

unde Ernährung

// FÜR DIE NATÜRLICHE SCHÖNHEIT //

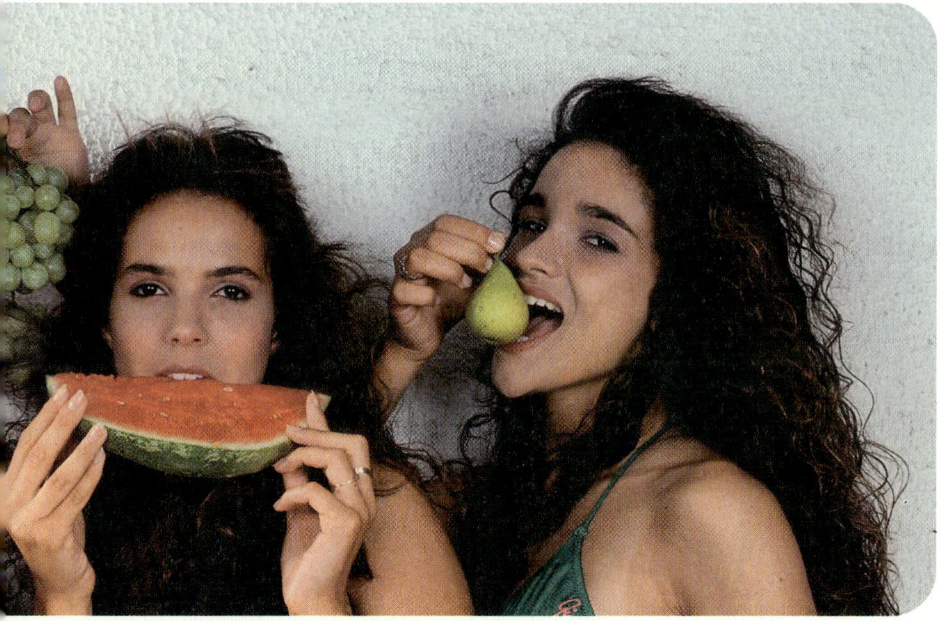

6

Vitalität, Aussehen, Gesundheit und Wohlbefinden hängen von einer vollwertigen Ernährung mit einer ausgewogenen Mischkost ab. Die Vitamine, Mineralstoffe, Spurenelemente und andere Vitalstoffe darin lassen die Haut strahlender aussehen, sorgen für seidig glänzende Haare und feste Nägel. Ein Muss auf dem Schönheitsspeiseplan sind die Vitalstoffbomben Obst und Gemüse sowie Vollkornprodukte, die Kieselsäure, B-Vitamine und Selen enthalten.

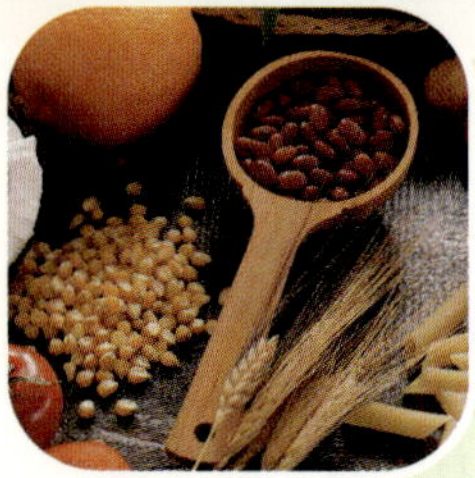

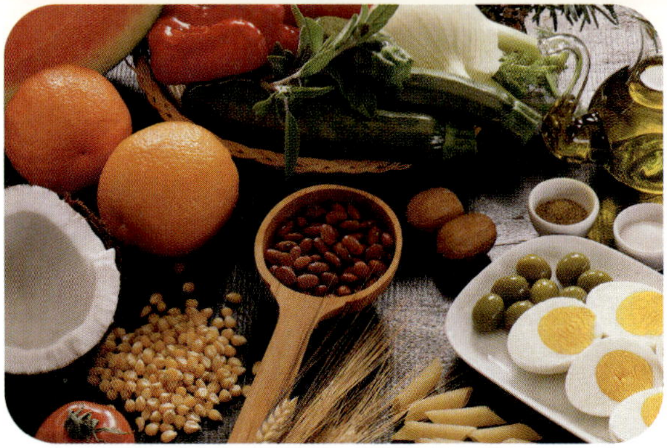

Mit Obst, Gemüse und Getreide frisch, fit und vital.

Schmackhaft und gesund – kein Gegensatz

Ist die Haut schlecht genährt, wird sie welk und sieht faltig aus, unsere Haare werden stumpf und die Nägel brüchig.

Wenn die Nägel brechen, die Haare stumpf sind und die Haut müde wirkt, hat das nicht immer etwas mit mangelnder Pflege zu tun, in vielen Fällen ist eine einseitige Ernährung schuld an der Misere. Denn: Die äußerlich anzuwendenden Produkte der Kosmetikindustrie zeigen nur begrenzt Wirkung, wenn der Organismus mit Vitalstoffen aus der Nahrung unterversorgt ist. Noch immer gilt: Der Mensch ist, was er isst, und eine ausgewogene Nahrungszusammenstellung ist daher für gutes Aussehen und Wohlbefinden unentbehrlich.

Von jedem etwas

Sekundäre Pflanzenstoffe werden von Pflanzen zu ihrem eigenen Schutz und zum Erhalt ihrer Gesundheit produziert.

Was benötigt unser Organismus, um gesund zu sein? Neben den Grundnährstoffen (Eiweiße, Fette und Zucker), sind das die Vitamine, essenzielle Amino- und Fettsäuren, Spurenelemente und Mineralstoffe. Nicht zu vergessen die sekundären Pflanzenstoffe, die vielfältige positive Wirkungen auf unseren Organismus entfalten, und die Ballaststoffe, die unsere Verdauung in Schwung bringen. Alle Substanzen zusammen ergeben eine Komposition aus Nahrungsbestandteilen, die sich gegenseitig in ihrer Wirkung ergänzen und unterstützen.

Cocktail der guten Laune

Viel Obst und Gemüse, Vollkornprodukte, wenig Fleisch und einmal pro Woche Fisch – so sollte der grobe Rahmen für Ihren Schönheitsspeiseplan aussehen.

Wenn Sie Ihre Nahrung entsprechend auswählen, wird sie zum Bollwerk gegen Krankheiten und ein Cocktail für gute Laune. Dass gesundes Essen nicht geschmacklos sein muss, ist mittlerweile hinreichend bekannt, und die vielen leckeren Gerichte in diesem Kapitel werden dies bestätigen. Probieren Sie es aus! Sie werden sehen, gesundes Essen schmeckt gut und Sie fühlen sich fitter, jünger und vitaler. Der Erfolg ist an Ihrer Haut, Ihren Haaren und Nägeln messbar.

FÜNF GRUNDSÄTZE GESUNDER ERNÄHRUNG

REGEL 1 Ernähren Sie sich energie- und fettreduziert. Lassen Sie die Finger von Süßigkeiten und zu viel Fett! Bevorzugen Sie beim Kochen pflanzliche Öle – sie sind reich an wertvollen Fettsäuren.

REGEL 2 Essen Sie ballaststoff-, vitamin- und mineralstoffreich. Nehmen Sie täglich Vollkornprodukte (Brot, Müsli, Hülsenfrüchte, Vollkornnudeln, -reis etc.), Kartoffeln, Salat, Obst und Gemüse zu sich. Naschen Sie anstelle von Schokolade oder Chips Rohkost mit fettarmen Dipps.

REGEL 3 Fleisch, Innereien und Wurst sollten Sie nur in Maßen essen – zwei Fleischmahlzeiten pro Woche sind voll und ganz ausreichend, und es geht auch ganz ohne. Eine hervorragende Alternative zu Fleisch ist Fisch.

REGEL 4 Viele kleine Mahlzeiten sind besser als eine große. Kauen Sie das Essen ausgiebig – das bringt Ihre Verdauung in Schwung.

REGEL 5 Trinken Sie mindestens zwei bis drei Liter Mineralwasser täglich. Denn in unserem Bindegewebe ist jede Menge Wasser eingelagert. Trinken Sie zu wenig, wird es in andere Organe abgezogen. Eine Folge: Ihre Haut trocknet aus und wird faltig.

Kieselsäure – eine ganz besondere Verbindung

Silizium, der Vitalstoff für schöne Haut, Haare und Nägel, gelangt in Form von Kieselsäure über Pflanzen und kieselsäurereiches Trinkwasser in unsere Nahrung. Sehr hohe Konzentrationen enthalten Getreide wie Hafer oder Gerste (s. Tabelle auf Seite 92). Die Kieselsäure befindet sich hier vor allem in den Randschichten. Aus diesem Grund bringen nur Vollkornprodukte eine entsprechende Ausbeute.

Weißmehl ist seiner wesentlichen Substanzen beraubt und daher als Lieferant von Kieselsäure unbrauchbar. Gemüse wie Spinat und Grüne Bohnen ist ebenfalls reich an Silizium, während Fleisch nur verschwindend geringe Mengen enthält.

Vitalstoffmangel durch ausgelaugte Böden

Vollkornprodukte sind besonders wichtig für die natürliche Schönheit: Sie sind reich an Kieselsäure, aufbauenden B-Vitaminen und dem Radikalfänger Selen.

Mit drei bis vier Esslöffeln Hafer oder Gerste kann der Tagesbedarf an Kieselsäure gedeckt werden – so lautete bis vor kurzem der Rat vieler Ernährungsexperten. Die Realität sieht zur Zeit leider etwas anders aus: Pflanzen nehmen oft nicht genügend Silizium aus den Böden auf, weil diese ausgelaugt oder wie kalkhaltige Böden von Natur aus siliziumarm sind. Somit enthalten viele Nahrungsmittel nur geringe Mengen von diesem essenziellen Spurenelement. Gehen Sie daher auf Nummer sicher: Die ausreichende Versorgung des Körpers mit Kieselsäure ist nur gewährleistet, wenn Sie diese als Pulver, Gel, Kapsel etc. ergänzend zur täglichen Nahrung einnehmen. Das Extra aus den Lebensmitteln ist dann eben noch eine kleine Zugabe.

Hitliste kieselsäurereicher Lebensmittel (eigene Zusammenstellung nach: Burgerstein, 1997; Pennington, 1991; Bowen, 1980)

Nahrungsmittel	Siliziumgehalt in mg / 100 g
Hafermehl (Vollkorn)	1150
Gartenkresse	610
Gerste	230
Weizenkleie	68
Reis (Vollkorn)	40
Spinat	27
Rote Rüben	25
Petersilie	13
Rosinen	12
Grüne Bohnen	10
Haselnüsse	10
Dill	8
Bananen	8
Lauch	6
Tomaten	6
Möhren	1 – 8
Johannisbeeren (schwarz)	3
Käse	0,2 – 4

REZEPTE FÜR FEINSCHMECKER

Salate

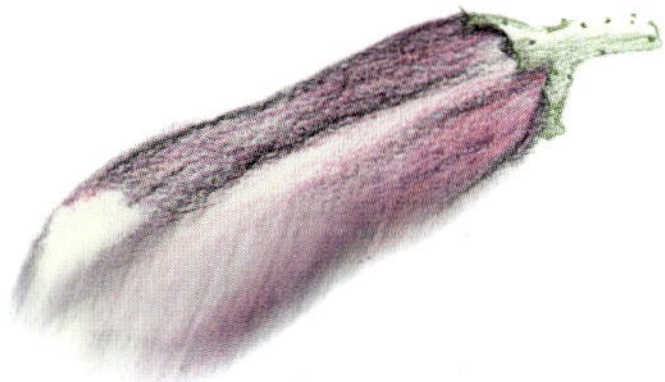

Auberginensalat (4 PERSONEN)

ZUTATEN

4 Auberginen / 2 EL Sonnenblumenkerne / 2 EL Weinessig / 3 EL Olivenöl
1 bis 2 Knoblauchzehen / 1 Essiggurke mittlerer Größe / 3 Tomaten
Kräutersalz / schwarzer Pfeffer / Oregano / Basilikumblätter

Die sauberen Auberginen werden in zwei Zentimeter starke Würfel geschnitten und in Salzwasser halbfest gekocht. Danach gibt man sie in ein Sieb zum Abtropfen. Die Essiggurke wird sehr fein gewürfelt und mit Essig, Öl, den Gewürzen und den zerdrückten Knoblauchzehen zu einer Salatsauce verarbeitet. Die Auberginenwürfel kommen in die Sauce, dann muss der Salat ein bis zwei Stunden lang in kühler Umgebung ziehen. Vor dem Servieren wird der Salat noch einmal gemischt und mit Tomatenscheiben und den Basilikumblättern portionsweise auf Tellern angerichtet. Darüber kommen die Sonnenblumenkerne.

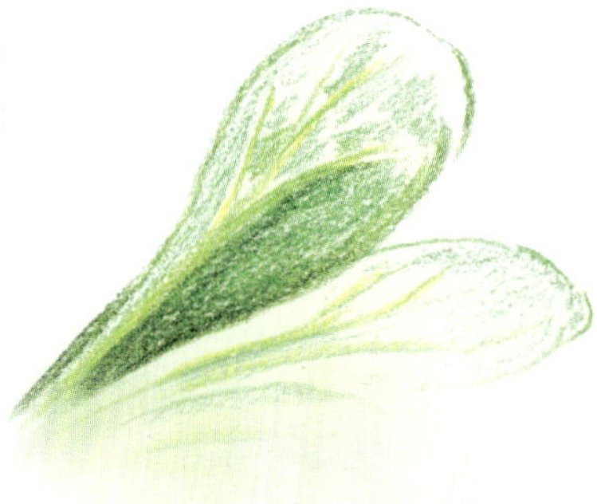

Feldsalat mit Sonnenblumenkernen und Kürbiskerndressing

(2 BIS 3 PERSONEN)*

ZUTATEN

200 g Feldsalat / 2 EL Sonnenblumenkerne

SAUCE

3 EL Kürbiskernöl / 2 EL Balsamicoessig / 2 EL Wasser / 1 EL Senf
Kräutersalz / schwarzer Pfeffer

Der Feldsalat wird in reichlich Wasser mindestens dreimal gewaschen, bis er nicht mehr knirscht. Die Sonnenblumenkerne werden in der trockenen Pfanne leicht geröstet, anschließend abkühlen lassen.

Die mit * versehenen Rezepte stammen aus: Joachim Schönwald: Light Food – leichte vegetarische Gerichte zum Genießen; Kamphausen Verlag, 2000

Die Sauce wird angerichtet, der Feldsalat sollte erst kurz vor dem Servieren untergehoben werden. Anschließend kommen die Sonnenblumenkerne auf den Salat.

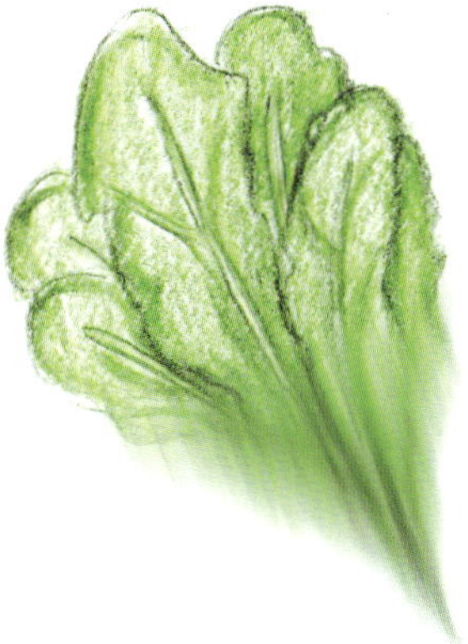

Kartoffelsalat mit getrockneten Tomaten und Rucola

(2 BIS 3 PERSONEN)*

ZUTATEN

300 g fest kochende gekochte Salatkartoffeln / 30 g getrocknete Tomaten
1 Bund Rucola / 50 g Oliven / 1 kleine rote Paprika / 1 Karotte

SAUCE

2 EL Olivenöl / 1 EL Kürbiskernöl / 3 EL Kräuteressig / 1 EL Senf
Kräutersalz / schwarzer Pfeffer / 4 EL Gemüsebrühe (4 EL heißes Wasser und 1 TL Brühepulver)

Die Kartoffeln pellen und klein schneiden. Tomaten, Paprika, Möhre und Rucola ebenso zerkleinern. Die geschnittenen Zutaten werden mit den Oliven vermengt und mit der vorher angesetzten Sauce vermischt.

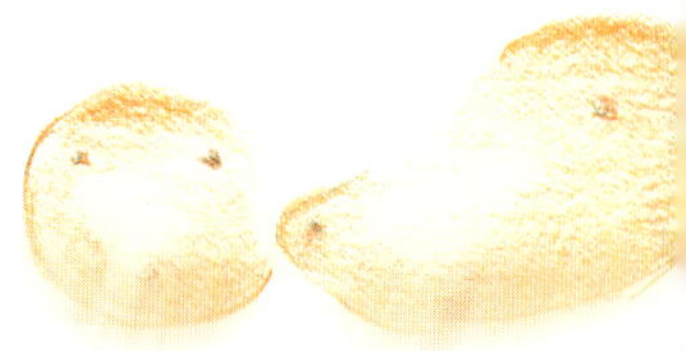

Suppen

Grünkernsuppe (5 PERSONEN)

ZUTATEN

100 bis 150 g Grünkern / 250 g junge Möhren / 1 Zwiebel / 2 EL Butter oder Sesamöl / 1,5 l Gemüsebrühe / 3 Eigelb / 100 ml Sahne / Kräutersalz schwarzer Pfeffer / etwas Petersilie

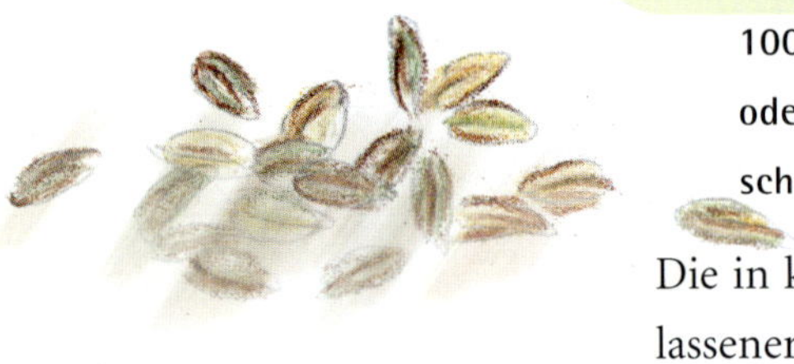

Die in kleine Würfel geschnittene Zwiebel wird mit dem Grünkern in zuvor zerlassener Butter oder Sesamöl angedünstet. Die Gemüsebrühe kommt hinzu; jetzt kann der Sud eine Stunde lang köcheln. Etwa die Hälfte der Grünkernkörner wird abgeschöpft, der restliche Topfinhalt püriert. Die Möhren, in schmale, etwa zwei bis drei Zentimeter lange Streifen geschnitten, werden mit der anderen Hälfte des Grünkerns vermengt. Sie müssen noch 10 bis 15 Minuten kochen. Jetzt kann das mit einem Großteil der Sahne verquirlte Eigelb unter die Suppe gerührt werden (nicht mehr kochen lassen). Die Suppe wird abgeschmeckt und ist danach, garniert mit Petersilie und einem kleinen Sahnehäubchen, servierfertig.

Wurzelgemüseeintopf mit Sauerkraut (2 BIS 3 PERSONEN)*

ZUTATEN

200 g Möhren / 100 g Rote Bete / 200 g Petersilienwurzeln
50 g Sellerie / 100 g Sauerkraut / 2 EL Butter / Gemüsebrühe
1 Lorbeerblatt / 1 Prise Piment / Kräutersalz / schwarzer Pfeffer
50 g Sauerrahm

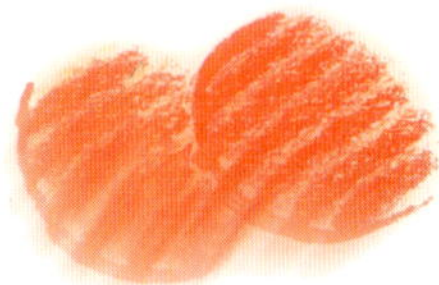

Sämtliches Gemüse wird geputzt, geschält und klein geschnitten, anschließend in der Butter gedünstet und mit Gemüsebrühe aufgegossen. Mit den Gewürzen wird die Suppe nun abgeschmeckt, danach kommt das Lorbeerblatt in den Topf. Nach 20 Minuten Kochzeit ist die Suppe fertig.

Ein bis zwei Esslöffel Sauerrahm je Teller, direkt vor dem Servieren auf die Suppe gelegt, runden den Geschmack ab.

Hauptgerichte

Dinkel-Sauerkrautbratlinge mit Rote Bete, Kräuterjogurt und Backkartoffeln (2 BIS 3 PERSONEN)*

ZUTATEN BACKKARTOFFELN

400 g Kartoffeln / 1/2 TL Kümmel / Kräutersalz / schwarzer Pfeffer
3 EL Olivenöl

Die Kartoffeln werden nach dem Waschen mit Schale längs geviertelt, auf einem gut geölten Backblech verteilt und in dem Öl gewendet. Danach werden sie mit

Kräutersalz, Pfeffer und Kümmel gewürzt und im vorgeheizten Backofen bei 200 bis 220 Grad Celsius 30 bis 35 Minuten lang kross gebacken.

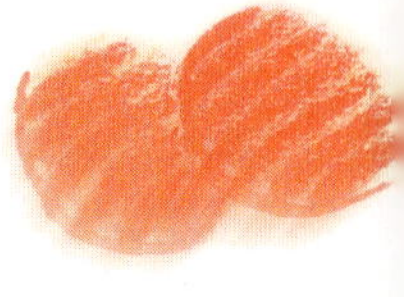

ZUTATEN ROTE-BETE-GEMÜSE

200 g Rote Bete / 1 EL Butter / 1/2 TL schwarze Senfkörner
1/2 TL Kuminsamen / 1/4 TL Fenchelsamen / 100 ml Gemüsebrühe

Die Roten Bete werden gewaschen, geschält und in kleine Würfel geschnitten. Jetzt die Butter in einem Topf erhitzen, darin die Gewürze anrösten, ohne dass die Butter braun wird. Nun kommen die Roten Bete in den Topf und werden mit Gemüsebrühe übergossen. Das Gemüse muss 25 Minuten lang köcheln, bis es gar ist.

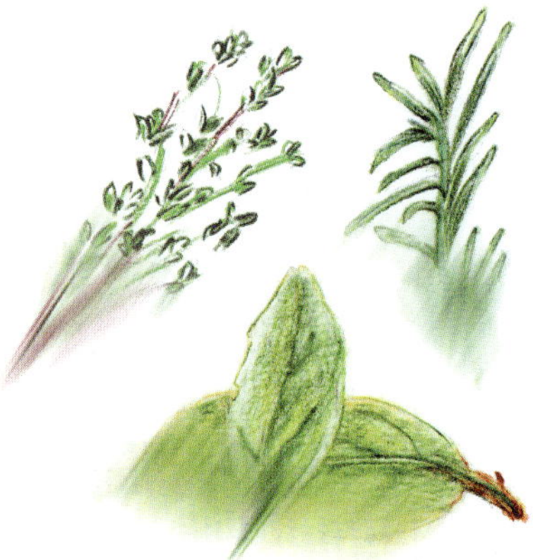

ZUTATEN DINKEL-SAUERKRAUTBRATLINGE

50 g Dinkel, grob geschrotet / 1 kleine Möhre / 50 g Sauerkraut / 1 Ei
1 Bund Petersilie / 1 EL Sesam / getrockneter Majoran / Salz / Pfeffer
2 EL Kokosfett / Semmelbrösel

Vor der Verarbeitung muss der grob geschrotete Dinkel über Nacht in Wasser einweichen. Die Möhre wird grob geraffelt, das Sauerkraut klein geschnitten, die Petersilie fein gehackt. Alles zusammen wird mit dem Ei und dem Sesam in den Dinkelbrei gegeben, vermischt und mit den Gewürzen abgeschmeckt. Tipp: Dinkel kann reichlich Gewürze vertragen. Die Masse sollte nicht zu weich und feucht, eher fest sein (falls nötig, wird sie mit Semmelbrösel abgebunden). Jetzt können die Bratlinge mit der Hand geformt (vier bis fünf Stück normaler Größe) und in Sesam auf beiden Seiten gewendet werden. Das Kokosfett wird nun in der Pfanne erhitzt, darin backen die Bratlinge, bis sie auf beiden Seiten goldbraun sind.

ZUTATEN JOGURTSAUCE

200 g Jogurt / 1 Bund Schnittlauch / 50 g Quark / Kräutersalz

Der Schnittlauch wird in feine Röllchen geschnitten, mit Jogurt und Quark vermengt und anschließend die Sauce mit Kräutersalz abgeschmeckt.

Jetzt kann das Gericht komplett serviert werden. Es ist sehr gehaltvoll!

Forellen mit Mandelsauce (4 PERSONEN)

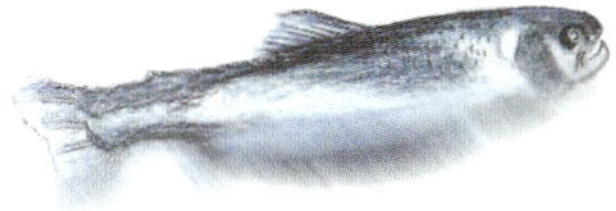

ZUTATEN FORELLEN

4 küchenfertige Forellen (etwa 200 g/Stück) / Weizenmehl / 50 g Butter Zitronensaft / Salz / 8 Zitronenscheiben / Petersilie

Die Forellen werden unter fließend kaltem Wasser abgespült, trockengetupft, innen und außen mit Zitronensaft beträufelt und von innen mit sehr fein gehackter Petersilie bestrichen. Der Zitronensaft wird fein verstrichen, danach werden die Forellen gesalzen (Menge nach Geschmack, leicht beginnen) und in Weizenmehl gewendet. Anschließend die Forellen fünf bis sieben Minuten lang in zerlassener Butter von beiden Seiten braten und warm stellen.

ZUTATEN MANDELSAUCE

50 g Spaltmandeln / 1/8 l Wasser / 1/8 l Schlagsahne / 1 EL Weizenmehl schwarzer Pfeffer / Paprika (edelsüß) / 1 bis 2 EL Sherry

Im Bratfett der Forellen bräunt man die Mandeln und verrührt sie anschließend mit Wasser und Schlagsahne. In einer Tasse wird das Mehl mit zwei Esslöffeln kaltem Wasser angerührt und der Mandelsauce untergemengt. Die Sauce wird zum Kochen gebracht und köchelt auf mittlerer Flamme fünf Minuten, anschließend wird sie mit Pfeffer und Salz, Paprika und Sherry abgeschmeckt.

Jetzt ist die Sauce servierfertig. Der Fisch wird mit den Zitronenscheiben (halbiert oder ganz) und der Petersilie garniert und aufgetafelt. Als Beigabe eignen sich Dillkartoffeln oder Feldsalat mit Sonnenblumenkernen (Rezept s. Seite 93).

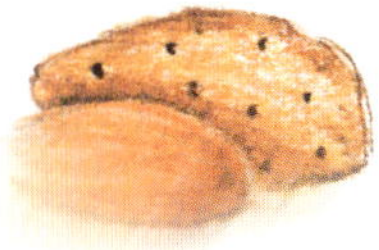

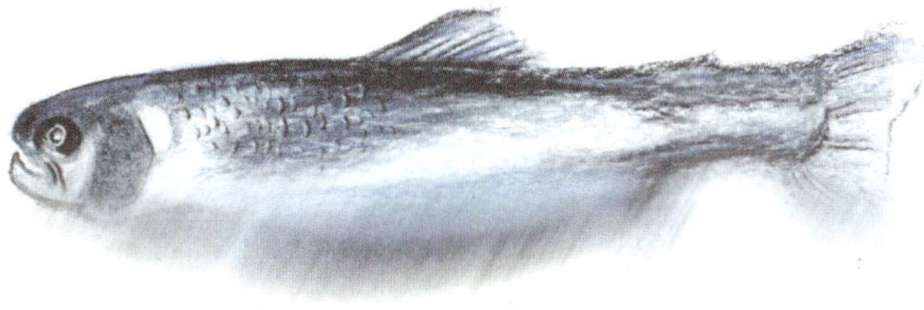

Grünkernbratlinge mit frischen Brechbohnen, Pellkartoffeln und Kräuterkapernsauce (2 BIS 3 PERSONEN)*

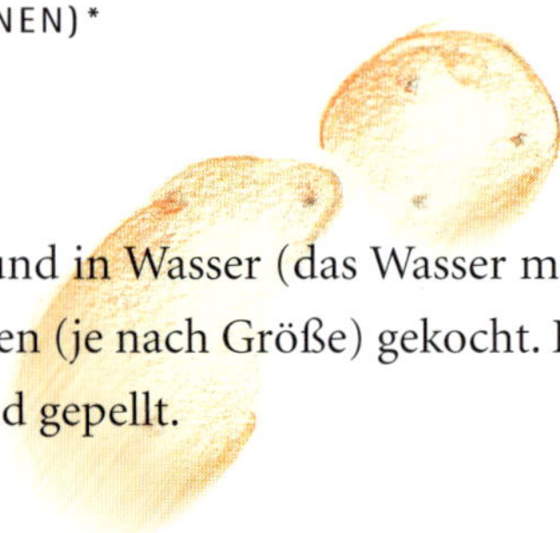

ZUTATEN PELLKARTOFFELN

400 g fest kochende Kartoffeln

Die Kartoffeln werden mit Schale gut gewaschen und in Wasser (das Wasser muss die Kartoffeln reichlich bedecken) 20 bis 30 Minuten (je nach Größe) gekocht. Die weich gekochten Kartoffeln werden abgegossen und gepellt.

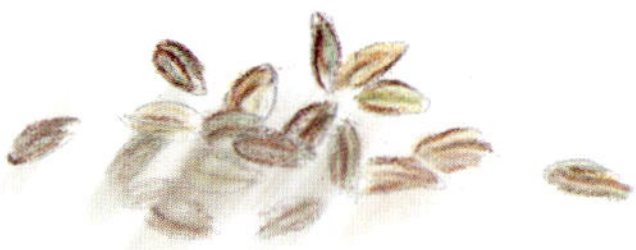

ZUTATEN GRÜNKERNBRATLINGE

50 g Grünkern / 3 bis 5 EL Wasser / 1 Möhre / 1 Petersilienwurzel
1 Bund Petersilie / 1 kleines Stück Sellerie / 1 EL Sonnenblumenkerne
1 Ei / 30 g Schafskäse / Majoran / Koriander / Kümmelpulver
Kräutersalz, schwarzer Pfeffer / 2 EL Kokosfett / Semmelbrösel zum Panieren

Den Grünkern am Tage vor dem Kochen mittelgrob schroten und über Nacht in eine Schüssel mit etwas Wasser zum Ausquellen geben. Die Grünkernmasse darf nicht zu flüssig sein, sonst wird zu viel Bindemittel benötigt (Haferflocken, Semmelbrösel), welches normalerweise für dieses Rezept nicht notwendig ist.

Danach wird das Gemüse mit der Handreibe oder der Küchenmaschine grob gerieben und mit der Grünkernmasse, dem Ei und dem Schafskäse vermischt. Nun kann die Mischung, die eine eher feste Konsistenz haben sollte, mit den Gewürzen und der frisch gehackten Petersilie abgeschmeckt werden. Zum Braten mit der Hand Bratlinge formen und auf beiden Seiten in Semmelbröseln wenden. Die Bratlinge werden in Kokosfett bei guter Hitze auf beiden Seiten gebraten, bis sie knusprig braun sind (zwei bis drei Minuten je Seite).

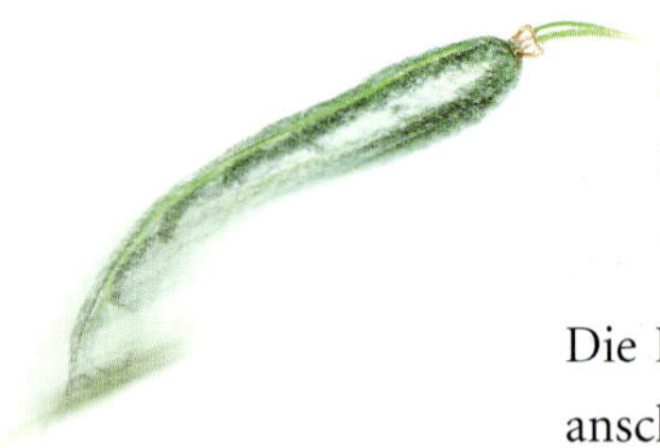

ZUTATEN BOHNENGEMÜSE

300 g Brechbohnen / 50 ml Gemüsebrühe / 1 bis 2 Zweige Bohnenkraut
1 EL Butter

Die Brechbohnen werden gewaschen, je nach Größe gedrittelt oder halbiert und anschließend in Butter angedünstet. Danach wird die Gemüsebrühe aufgegossen und das Bohnenkraut hinzugegeben. Jetzt kochen die Bohnen 20 bis 30 Minuten lang.

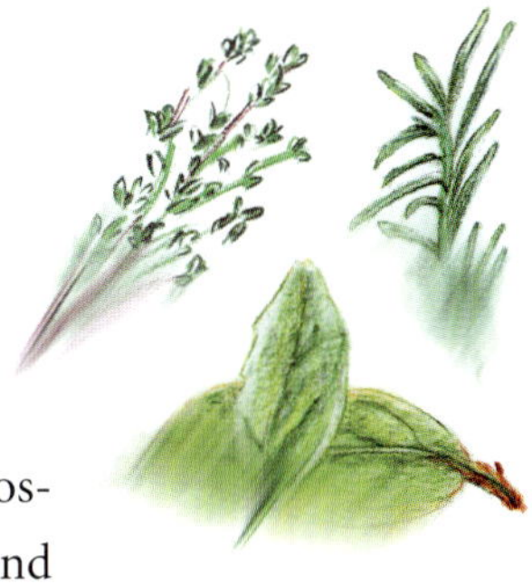

ZUTATEN KRÄUTERKAPERNSAUCE

1 kleine Zwiebel / 1 EL Butter / 250 ml Gemüsebrühe / 2 EL Dinkel- oder Maismehl / 3 EL Kapern / 1 Bund frische Petersilie / frischer Thymian (von 1 bis 2 Zweigen die Blättchen abstreifen) / Majoran / Cayennepfeffer Kräutersalz / Zitronensaft / 50 ml Sauerrahm

Die zerkleinerte Zwiebel wird in Butter angedünstet, mit Gemüsebrühe aufgegossen und aufgekocht. Jetzt das Dinkel- oder Maismehl in etwas Wasser auflösen und unter ständigem Rühren der kochenden Brühe beimengen, wo es anschließend zwei bis drei Minuten köchelt. Nun kommen die Kapern und die kleingehackten Kräuter hinzu; mit Salz, Zitronensaft und Cayennepfeffer wird die Sauce abgeschmeckt. Anschließend wird die Sauce mit dem Pürierstab fein püriert. Sie sollte nicht zu dickflüssig sein. Zur Abrundung des Geschmacks sei Sauerrahm empfohlen.

Nun werden die Pellkartoffeln, die Grünkernbratlinge und das Bohnengemüse mit der Kräuternkapernsauce serviert.

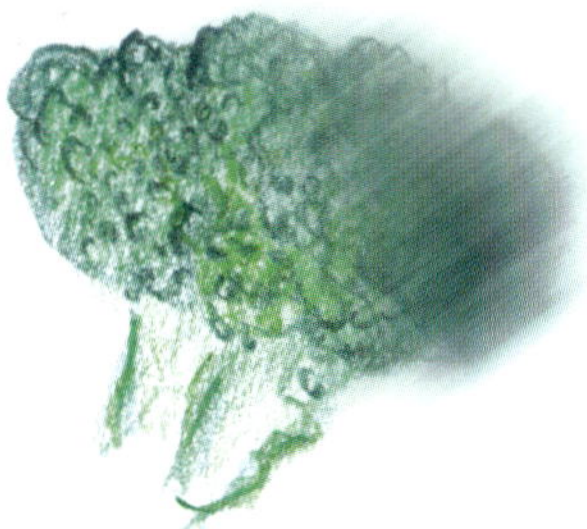

Hirseschnitte an Kürbispüree mit Pastinakenstreifen und Brokkoli-Champignon-Gemüse

(2 BIS 3 PERSONEN)*

ZUTATEN HIRSESCHNITTE

120 g Hirse / 250 ml Gemüsebrühe / 1 kleines Lorbeerblatt
50 g Sauerrahm

Die Hirse wird heiß abgespült, danach in der Gemüsebrühe mit dem Lorbeerblatt aufgekocht und etwa 10 bis 15 Minuten lang auf kleiner Flamme geköchelt. Anschließend muss sie noch 20 Minuten lang nachquellen. Der Hirsebrei wird mit dem Sauerrahm vermischt, auf eine kleine feuerfeste Form gestrichen und im Backofen bei 180 Grad Celsius 10 Minuten lang gebacken.

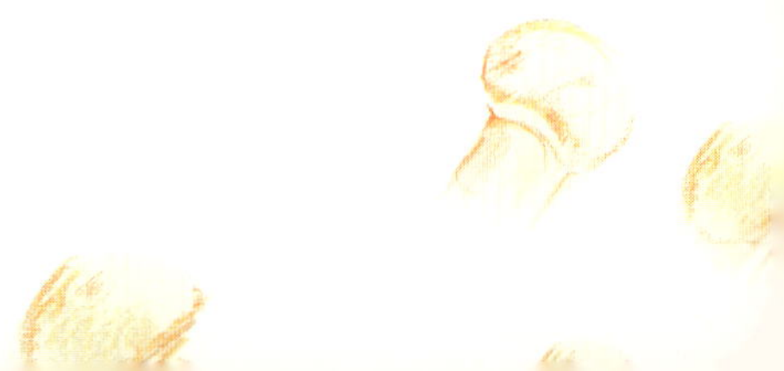

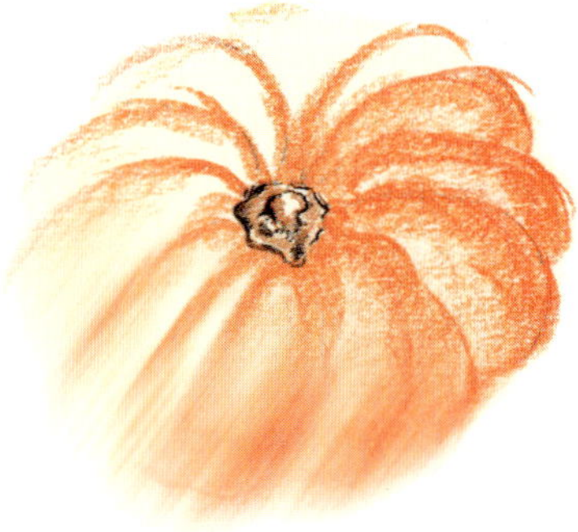

ZUTATEN KÜRBISPÜREE

1 kleiner Hokaidokürbis / 1 kleine Zwiebel / 1 daumengroßes Stück frischer Ingwer / 1 EL Kokosfett / 100 ml Gemüsebrühe / Chilipulver Salz / 30 ml süße Sahne

Den Hokaidokürbis waschen, vierteln, entkernen und mit Schale in Würfel schneiden. Die gewürfelte Zwiebel in Kokosfett dünsten und den klein geschnittenen Ingwer mit anbraten. Dann kommen die Kürbisstücke und die Brühe hinzu. Alles zusammen 15 Minuten lang köcheln lassen. Jetzt kann mit Sahne und den Gewürzen der Geschmack verfeinert werden. Mit dem Pürierstab die Zutaten dann zu einer feinen Creme verrühren.

ZUTATEN PASTINAKENSTREIFEN

1 Pastinake (etwa 200g) / 1 EL Zitronensaft / 20 ml Wasser / Salz

Die Pastinake wird gewaschen, geschält, in Stifte geschnitten und in etwas Wasser weich gedünstet. Danach wird sie mit Salz und Zitronensaft abgeschmeckt.

ZUTATEN BROKKOLI-CHAMPIGNON-GEMÜSE

200 g Brokkoliröschen / 150 g Champignons / 1 EL Sesamöl 50 ml Gemüsebrühe / Muskat (gemahlen) / Kräutersalz / schwarzer Pfeffer 2 EL Mandelstifte

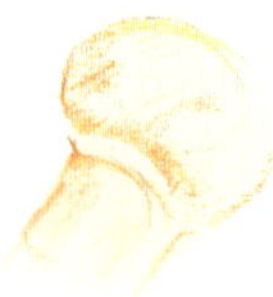

Die geputzten und geviertelten Champignons werden fünf bis zehn Minuten lang in Sesamöl angebraten, anschließend mit Gemüsebrühe übergossen. Die Brokkoliröschen kommen hinzu, sie müssen drei bis fünf Minuten garen (bissfest). Mit Muskat, Salz und Pfeffer abschmecken. Die Mandelstifte werden ohne Fett angeröstet und darüber gestreut.

Jetzt kann das komplette Menü serviert werden.

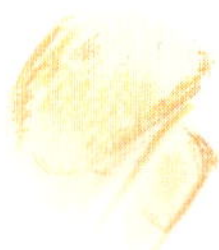

Hühnerbrüstchen auf Grünkernrisotto (4 PERSONEN)

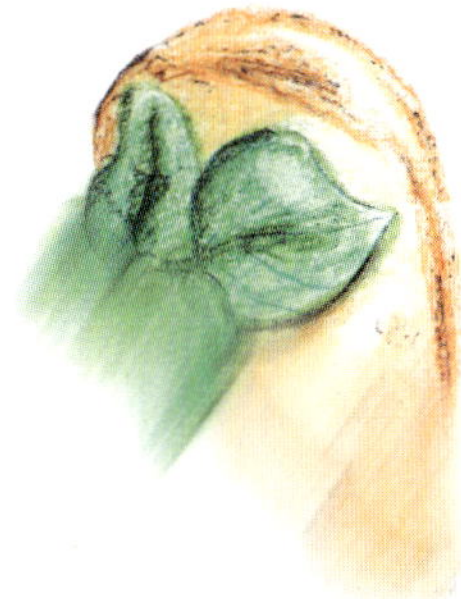

ZUTATEN

200 g Grünkern / 1 Möhre / 1 Schalotte / 125 ml Gemüsebrühe
1 bis 2 EL Butter / Kräutersalz / schwarzer Pfeffer / 2 ausgelöste Hühnerbrüste
1/4 l Hühnerbrühe / 1 EL Worcestersauce / 2 EL Essig (Balsamico)
2 EL Butterflocken

Die Möhre und die Schalotte werden gesäubert, in kleine Stücke geschnitten und im offenen Schnellkochtopf in der Butter angedünstet. Grünkern kommt hinzu, anschließend wird die Brühe aufgegossen und mit Salz und Pfeffer gewürzt. Im geschlossenen Schnellkochtopf gart der Grünkern jetzt zehn Minuten (Schnellstufe einschalten). Jetzt werden die Hühnerbrüstchen in der Pfanne von beiden Seiten angebraten und vier Minuten gegart. Die Hühnerbrühe, der Essig und die Worcestersauce im offenen Topf bei großer Hitze um ein Drittel einkochen, anschließend die Butterflocken unterschlagen. Jetzt können Sie die Hühnerbrüstchen auf oder neben dem Grünkernrisotto platzieren und mit der Sauce überziehen.

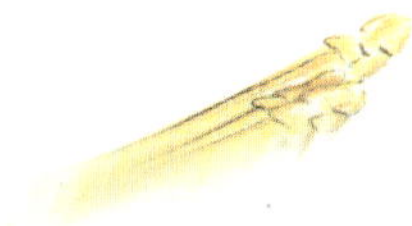

Spargel mit Grünkernsauce (4 PERSONEN)

ZUTATEN

2 kg weißer Spargel / 2 Eier / 1 Eigelb / 200 g Sahne /
Salz / schwarzer Pfeffer / 100 g Butter / 50 g Grünkernmehl
Frische Gartenkräuter, reichlich

Der geschälte Spargel wird in Salzwasser 18 bis 20 Minuten bei geschlossenem Deckel gekocht, anschließend auf eine Servierplatte gelegt und warm gehalten. Die zwei Eier werden hart gekocht und in kleine Würfel geschnitten. Die Butter aufschäumen und mit dem untergerührten Grünkernmehl zu Mehlschwitze verarbeiten, in die danach etwa ein halber Liter des Spargelwassers gegossen wird. Die Sauce muss 15 bis 20 Minuten kochen, gut durchrühren! Die Eier nun in kleine Würfel schneiden. Danach werden einige Esslöffel (Menge nach persönlichem Geschmack) fein gehackter Gartenkräuter unter die Sauce gegeben und mit Pfeffer

TIPP:

IN DUNKLEN FLASCHEN UND KÜHL LAGERN

Das A und O bei der Vorratshaltung von frischem Obst und Gemüse ist ein kühler Aufbewahrungsort. Denn schon eine Zimmertemperatur von 20 Grad Celsius kann nach zwei bis drei Tagen zu Vitaminverlusten von 70 Prozent und mehr führen. Außerdem sind viele Vitalstoffe sehr luft- und lichtempfindlich: Kaufen Sie Milch, Obstsaft und Öl daher in »dunklen« Flaschen und lagern Sie Gemüse im dunklen Gemüsefach.

und Salz abgeschmeckt. Nun werden das Eigelb und die Sahne verrührt und der Sauce beigemengt. Alles gut verrühren.

Der bereits servierfertige Spargel wird mit ein wenig Sauce leicht überzogen, darauf kredenzt man das gehackte Ei und einige frische Kräuter. Der Rest der Sauce wird extra gereicht. Zu Spargel mit Grünkernsauce eignen sich gut Pellkartoffeln aus jungen Kartoffeln.

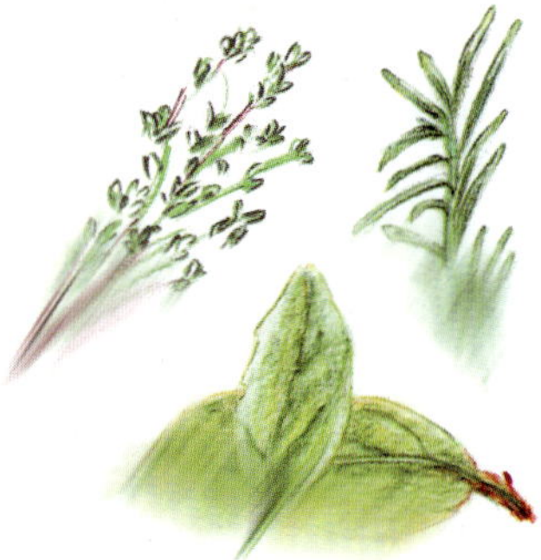

Thymianpolenta mit Kichererbsen und Brokkoliröschen

(2 BIS 3 PERSONEN)*

ZUTATEN FÜR DIE POLENTA

100 g Maisgrieß / 400 ml Wasser / 1 TL Gemüsebrühe / 1 EL Butter 1 EL Olivenöl / Thymian

Das Wasser mit Brühe, Thymian, Butter und Olivenöl zum Kochen bringen. Dann wird der Maisgrieß unter Rühren in den Sud eingerieselt und 10 Minuten unter ständigem Rühren auf kleiner Flamme geköchelt. Anschließend muss die Polenta 20 Minuten lang ausquellen. Danach den Teig auf eine flache Backform streichen und im vorgeheizten Backofen bei 200 Grad Celsius goldgelb backen (ca. 15 Minuten). Je nach Geschmack kann vorher etwas geriebener Käse darüber gestreut werden.

ZUTATEN FÜR DAS KICHERERBSENGEMÜSE

50 g Kichererbsen (gekeimt) / 1 Zwiebel / 300 g Tomaten / 1 kleine gelbe Paprika / 1 EL Olivenöl / 200 ml Gemüsebrühe / 1 Zweig Rosmarin 1 Lorbeerblatt / 1 Prise Kumin / Salz / Pfeffer

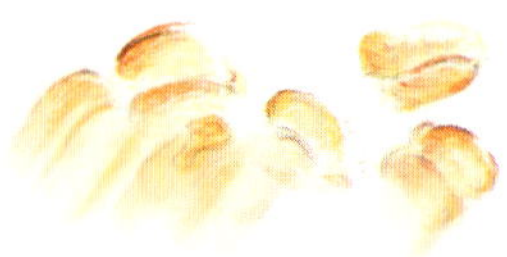

Die Kichererbsen müssen vier bis fünf Tage vor der Zubereitung in reichlich Wasser (mindestens 150 ml) über Nacht eingeweicht, danach abgegossen und anschließend lichtgeschützt abgestellt werden. Jeweils abends und morgens mit frischem Wasser spülen. Nach zwei Tagen können die Kichererbsen in das Licht gestellt werden, dort müssen sie so oft gewässert werden, bis der Keim etwa einen halben Zentimeter lang ist (dauert etwa vier bis fünf Tage). Gekeimte Kichererbsen sind beim

Verzehr leichter verdaulich, weniger blähend, reicher an Mineralstoffen und Vitaminen und benötigen weniger Kochzeit.

Die in kleine Würfel geschnittene Zwiebel in Öl dünsten. Die ebenfalls klein geschnittenen, gewaschenen Tomaten (ohne Strunk) und die gekeimten Kichererbsen hinzufügen, anschließend die Gemüsebrühe aufgießen. Jetzt kommen die Gewürze (einschließlich Lorbeerblatt und Rosmarin) hinzu, danach soll das Gemüse 10 bis 15 Minuten einkochen.

TIPP: LANGES KOCHEN ZERSTÖRT VITAMINE
Falsches Kochen führt zu Vitalstoffverlusten: Spurenelemente wie Selen und Zink »tauchen« im Wasser ab, und wertvolle Vitamine werden zerkocht oder durch langes Warmhalten und Aufwärmen der Speisen zerstört. Bis zu 100 Prozent Vitamin C und Folsäure, 80 Prozent Vitamin B_1 und 75 Prozent Vitamin B_2 können durch »falsches« Kochen verloren gehen. Die Zubereitungszeiten sollten daher möglichst kurz sein. Kochen Sie immer mit wenig Wasser.

ZUTATEN FÜR DAS BROKKOLIGEMÜSE

200 g Brokkoliröschen / Muskatpulver / Gemüsebrühe
frisch gehacktes Basilikum

Der Brokkoli wird nach dem Waschen in Röschen geteilt. Diese in ein wenig Gemüsebrühe mit einer Prise Muskatnusspulver etwa fünf Minuten lang dünsten, bis sie bissfest sind.

Nun die Polenta in Dreiecke oder Rauten schneiden und dekorativ mit Brokkoli und dem Kichererbsengemüse anrichten. Vor dem Servieren kommt frisch gehacktes Basilikum über das Gericht.

Süße Speisen und Desserts

Bananenquark mit Johannisbeeren (2 PERSONEN)

ZUTATEN

150 g Magerquark / je 80 bis 100 g rote, schwarze und weiße Johannisbeeren
2 Bananen / 4 EL Milch / 2 TL geriebene Zitronenschale / 1/2 TL Vanille (gemahlen) / 4 Vollkornkekse

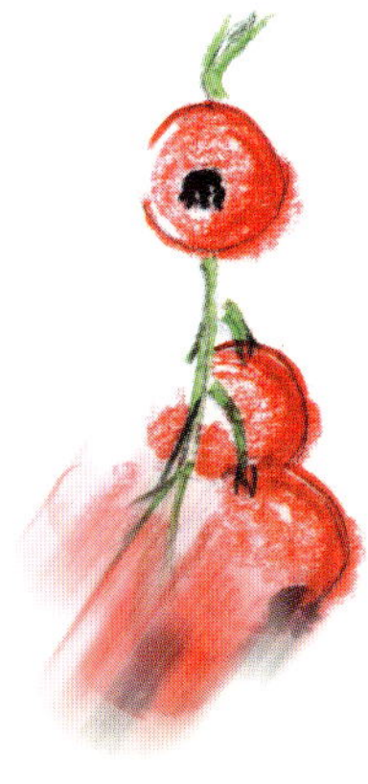

Der Magerquark wird mit der Milch vermischt und cremig gerührt. Die geschälten und zerkleinerten Bananen hinzugeben und pürieren. Nun kommen Zitronenschale und Vanille zur Geschmacksverfeinerung hinzu, alles wird noch einmal gut durchgerührt. Bis auf zwei bis drei Esslöffel zum Garnieren werden jetzt die Johannisbeeren auf dem Boden zweier Glasschälchen ausgelegt. Anschließend die Quarkcreme darüber schichten. Mit den Vollkornkeksen und den übrig gebliebenen Johannisbeeren das Dessert garnieren. Aus dekorativen Gründen empfiehlt es sich, eine schöne bunte Johannisbeermischung zum Garnieren zu verwenden.

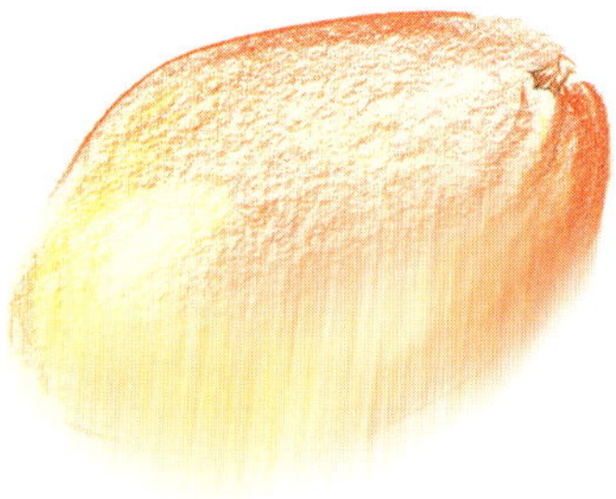

Mangocreme an gehackten Pistazien (2 BIS 3 PERSONEN)*

ZUTATEN

350 ml Apfelmangosaft / 1 EL Speisestärke / 1 TL Pistazienkerne
50 ml süße Sahne

Drei Esslöffel des Apfelmangosaftes werden mit der Speisestärke kalt verrührt, der Rest aufgekocht und mit der angereicherten Speisestärke eingedickt. Die Pistazien werden nun fein gehackt und über die zuvor in zwei Schälchen gefüllte Mangocreme gestreut. Jetzt wird die Sahne steif geschlagen und die Creme damit garniert.

Vollkornwaffeln mit Erdbeersahne (4 PERSONEN)

ZUTATEN

375 ml Sahne / 1/4 l Milch / 300 g Erdbeeren / 3 Eier / 2 Eiweiß
150 g Weizenvollkornmehl / 1 TL Salz / Zucker oder Süßstoff

Die Sahne wird steif geschlagen und mit den zuvor pürierten Erdbeeren gemischt. Danach die Mischung mit Zucker oder Süßstoff süßen (Menge nach persönlichem Geschmack, anfangs vorsichtig dosieren) und abschmecken. Das Eiweiß wird nun steif geschlagen und vorsichtig untergehoben. Für den Waffelteig werden Milch, Eier und Salz verrührt, das Mehl esslöffelweise zugegeben und mit verrührt. Der Teig muss eine halbe Stunde quellen, bevor er im Waffeleisen zu Waffeln verbacken wird. Die Vollkornwaffeln werden nach dem Backen mit Erdbeersahne bestrichen (Menge nach persönlichem Geschmack) und einzeln oder als »Sandwich« serviert.

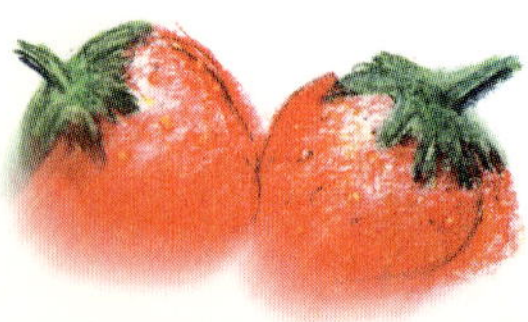

Für zwischendurch

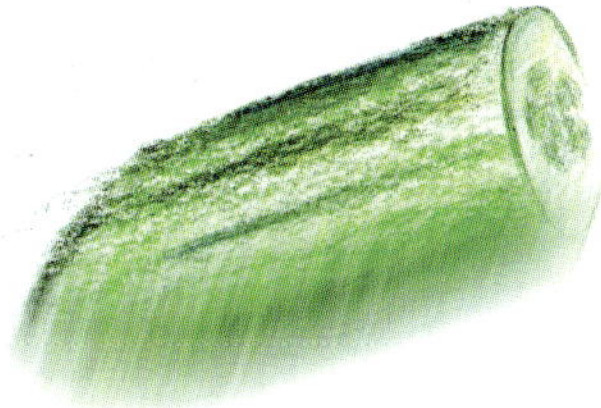

Jogurtschale mit Gurke (3 BIS 4 PERSONEN)

ZUTATEN

1 Salatgurke / 500 bis 600 ml Jogurt / 1/2 Bund Dill / 4 TL Olivenöl
2 bis 3 Knoblauchzehen / Kräutersalz

Die geschälte Gurke und die Knoblauchzehen werden sehr fein gewürfelt. Danach den Jogurt mit einem Schneebesen eine Minute lang kräftig durchschlagen, anschließend Gurke und Knoblauch mit dem Joghurt vermischen. Die Mischung wird mit Salz abgeschmeckt, mit dem zuvor fein zerkleinerten Dill bestreut und mit etwas Öl beträufelt.

Brot

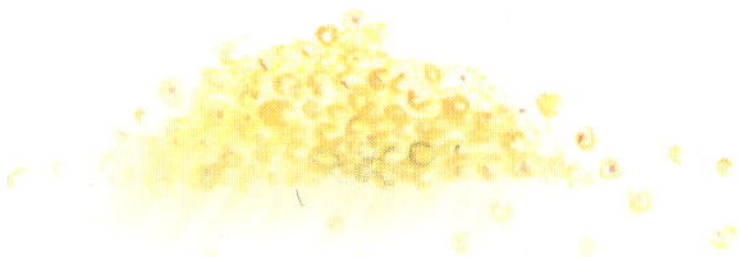

Hirsebrot

ZUTATEN

200 g fein gemahlene Hirse / 6 bis 8 Möhren, mittlere Größe (fein geraspelt) / Wasser (Menge wird bei der Teigherstellung angepasst)
3 bis 4 EL kalt gepresstes Olivenöl / 1 bis 2 EL Pinien- oder Sonnenblumenkerne / 1 EL Agar-Agar / 1 EL Guarkernmehl / 1 EL Fermentgetreide
1 Prise Meersalz / 1 Prise Koriander / 1 Prise Bohnenkraut

Die Mengenangaben zu Meersalz, Koriander und Bohnenkraut sind Empfehlungen, die nach persönlichem Geschmack variiert werden können. Außerdem empfehlen sich experimentelle Abwandlungen vom Grundbackmuster nach Gusto.

Die fein gemahlene Hirse wird in einer großen Rührschüssel mit den anderen Zutaten (noch nicht allzu viel Wasser) gut verrührt, bis eine geschmeidige Masse entsteht. Anschließend so lange Wasser beimengen, bis der Teig leicht vom Löffel reißt. Jetzt kommt der Teig in eine gut gefettete, länglich-hohe Keramikform und wird im vorgeheizten Backofen bei 180 Grad Celsius etwa 40 Minuten gebacken. Das Brot treibt nicht auf, es wird etwa so hoch wie die Teigfüllhöhe in der Keramikform. Deshalb sollte von vornherein eine Mindestfüllhöhe beachtet werden.

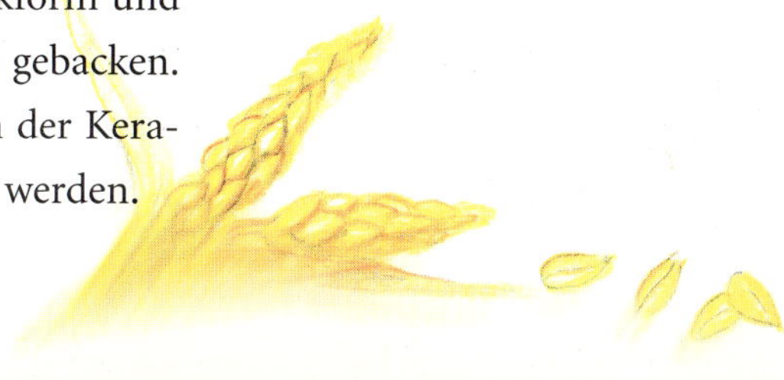

Kieselsäure

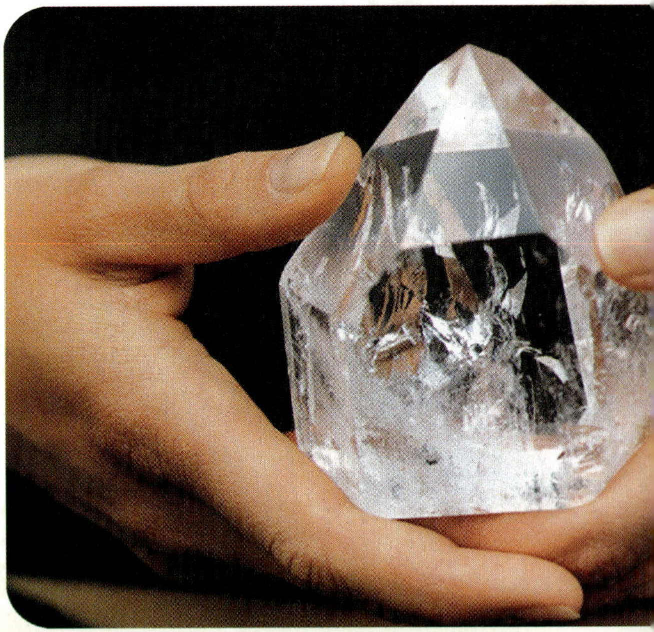

- der Stoff,

// AUS DEM DIE STEINE SIND //

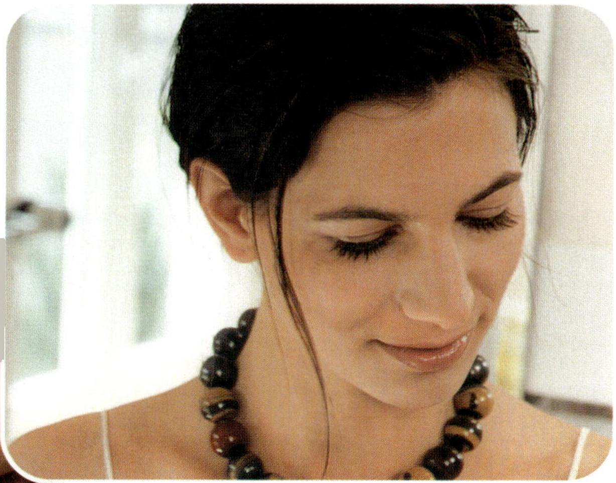

7

Der Bergkristall und seine Verwandten, die Quarzgesteine, nehmen in den Mythen der Völker als Heil- und Zaubersteine seit Jahrtausenden einen festen Platz ein. Was sich früher im Glauben an die heilenden Kräfte der funkelnden Steine manifestierte, begegnet uns heute wissenschaftlich erforscht. Denn der Stoff, aus dem die Quarze bestehen, hat seine vielfältige Wirkung auf die Gesundheit unseres Körper mittlerweile hinreichend unter Beweis gestellt: Es handelt sich um die »wasserfreie« Form der Kieselsäure.

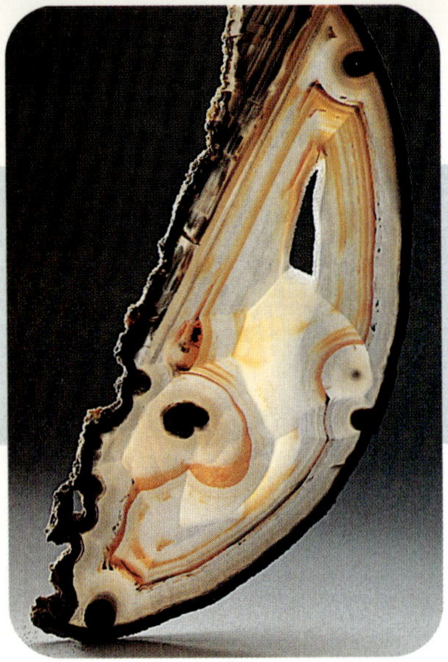

Einer der bekanntesten Achat-Fundorte in Deutschland, Idar-Oberstein, gilt als erschöpft. Dennoch bleibt die Stadt Zentrum der Achatverarbeitung; das Material kommt aus Südamerika. Weitere Fundstellen: Riesengebirgsvorland, Ural, USA, China, Indien und Madagaskar.

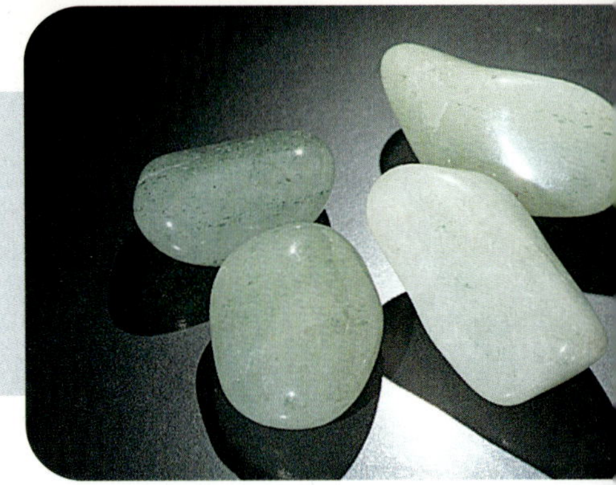

Quarze – ein Funkeln in den schillerndsten Farben

»Vor Urzeiten bestanden Bergkristalle aus heiligem Wasser, das Gott vom Himmel goss. Auf seiner Reise durch das Weltall gefror das Nass zu heiligem Eis und wandelte sich auf seinem langen Weg in dauerhaften und unzerstörbaren Stein, bevor es auf die Erde gelangte. So blieb den Menschen die Botschaft Gottes in Form der heiligen Bergkristalle erhalten.«

Quarze sind Edelsteine und Mineralien, die hauptsächlich aus Siliziumdioxid, also der »wasserfreien« Form der Kieselsäure bestehen.

Diese Legende über die Entstehung des Bergkristalls ist nur eine von vielen Geschichten, die sich um ihn und seine Verwandten, die Quarzgesteine, ranken. Quarze nehmen in den Mythen der Völker als Heil- und Zaubersteine seit Jahrtausenden einen festen Platz ein. Der Stoff, aus dem sie bestehen, heißt Siliziumdioxid. Die Gruppe der Quarze weist wie keine andere ein großes Spektrum an Formen und Farben auf. Der Bergkristall ist der reinste unter ihnen. Neben ihm funkeln weitere in schillernder Pracht: Achat, Amethyst, Opal ...

Achat

Einer der am längsten bekannten und begehrten Schmucksteine ist der Achat. Lebhafte Farben und vielfältige Zeichnungen, die durch Schliff und Politur besonders betont werden können, lassen jeden Achat verschieden aussehen. Der Stein baut sich aus dünnen Lagen von Chalcedon und Opal auf. Seine kleine Kristallstruktur erlaubt jenes breite Farbenspektrum, das ihm schon bei den

In Europa wird Aventurin in größerem Umfang in der Steiermark abgebaut, die großen Fundstellen liegen im Ural, in Sibirien, Indien, Brasilien und im Tibet.

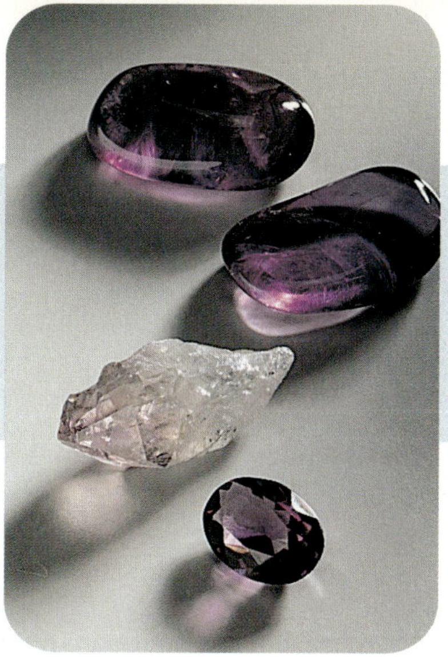

Im Ural und in Sibirien wurden und werden hochwertige Amethyste in tiefrotem Purpur abgebaut. Aus den Lagerstätten in Uruguay kommen die wertvollsten Exemplare. Weitere Abbaugebiete: Brasilien, Indien, Sri Lanka, Kanada, USA und Madagaskar. Die Vorkommen in Idar-Oberstein und Sachsen sowie die Fundstellen in der Auvergne/Frankreich sind erschöpft.

Sumerern und den Ägyptern einen besonderen Rang einräumte. Sie verwendeten den Achat zur Schmuckherstellung und fertigten aus größeren Exemplaren Gefäße an. Auch heute noch werden aus Achat Bijouteriewaren – Ketten, Ringe, Broschen – gefertigt.

Amethyst

Er ist der Stein der kirchlichen Würdenträger: der Amethyst, edler Stein im Ring am linken Mittelfinger der Bischöfe und Erzbischöfe, aber auch Besatz an prächtigen Monstranzen und kostbaren Gewändern. Die Quarzvarietät Amethyst unterscheidet sich einzig durch die violett bis dunkel-purpurrote Farbe vom klarweißen Bergkristall. Durch Brennen wird der Amethyst gelb bis bräunlich (Citrin-Imitat). Als Prasiolith wird bei 500 Grad Celsius gebrannter Amethyst aus Montezuma bezeichnet, der sich leicht grün färbt und als Schmuckstein große Beliebtheit erlangt hat. Seinen Namen gaben ihm die Kräfte, die ihm von den Griechen der Antike zugeschrieben wurden: Amethystos steht für nüchtern, unberauscht. Wein tranken die Kinder des Dionysos deshalb aus Pokalen aus geschliffenem Amethyst.

Einer von 20 Thronen des russischen Zarenhauses, ein Geschenk aus dem Jahre 1660 an Zar Alexis, war mit 1223 Amethysten und 867 Diamanten besetzt. Der Schah von Persien überreichte Zar Iwan IV. einen Thron, den 15 auserwählte Amethyste zierten, umgeben von 1325 Rubinen und Hyazinthsteinen, 539 Türkisen, Saphiren, Perlen und Peridoten. Überliefert ist auch die Vorliebe der russischen Zarin Katharina II. (die Große) für Amethyste. Sie ließ ein Heer von Arbeitern in den Gruben im Ural nach dem edlen Stein schürfen, um ihren enormen Bedarf zu decken.

Aventurin Seine Farbe beruht auf mikroskopisch kleinen Glimmerplättchen, die ihn metallisch-grün, seltener braun, blau und orange glänzen lassen: Der grüne Aventurin ähnelt stark dem Smaragd. Seit jeher genießen grüne Mineralien in China unter der Sammelbezeichnung »Stein Yü« hohe Wertschätzung. Zu ihnen zählen unter anderem Nephrit, Jadeit und Aventurin, letzterer wird auch »Kaiserlicher Stein Yü« genannt. Begehrt sind sie als Rohstoff zur Fertigung von Schmuck.

Bergkristall Benannt nach dem griechischen Wort krystallos (klares Eis) ist der Bergkristall, dessen vollkommene Durchsichtigkeit seit alters her Stoff für Legenden bot. Von den Römern der Antike ist überliefert, dass der Bergkristall aus den Alpen in der Sommerhitze Abkühlung verschaffte. Sie kannten die Wärme leitenden

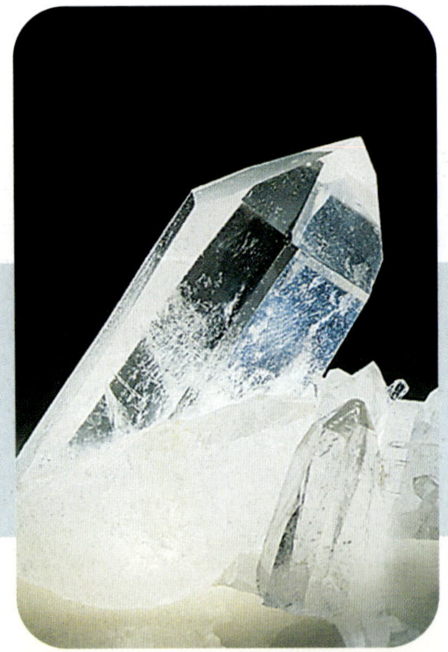

Bergkristall wird heute auf Madagaskar, in Brasilien, Zentralasien, Japan und im Ural abgebaut. Nicht selten erreichen die Fundstücke enorme Größen: In Kasachstan wurde 1958 ein Kristall von mehreren Metern Höhe und 70 Tonnen Gewicht gefunden, und aus Madagaskar stammt ein 40 Tonnen schweres Exemplar mit einem Umfang von 7,5 Metern.

Eigenschaften des glasklaren Quarzes und wussten diese zu nutzen, indem sie ihre warmen Hände an kalten Kristallkugeln kühlten, die sie in ihren Häusern aufbewahrten. In einem ägyptischen Grab, angelegt vor rund 5000 Jahren, wurden bei Ausgrabungen zwei geschliffene Vasen aus Bergkristall gefunden; auch Schminktöpfe aus dieser Zeit sind erhalten geblieben. In der Fertigung von Kristallkugeln haben chinesische Steinschleifer wahre Meisterstücke vollbracht. Für »Wahrsager« ist die Kugel aus Bergkristall seit der Antike das wichtigste Utensil beim »Blick in die Zukunft«.

Chalcedon

Kein Stein im eigentlichen Sinne, vielmehr wird eine ganze Gruppe von Quarzvarietäten unter dem Namen Chalcedon zusammengefasst. Die in verschiedenen Farben auftretenden Chalcedone kommen in der Natur in grau, gelb-rot, braun-rot, hell- bis dunkelgrün und blau vor.

Hoch angesehen als Edelstein war Chalcedon bereits im Altertum. Die Varietät Karneol etwa (lat. carnis: Fleisch, carneolus: fleischfarben) trugen griechische Frauen in der Frisur. Der sehr wertvolle grüne Chrysopras (griech. chrysos: Gold, prason: Lauch) wird seit dem späten Mittelalter für Mosaike und

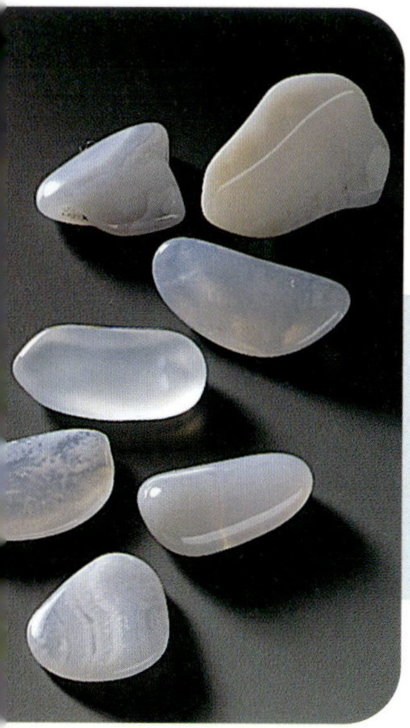

Chalcedon – ein beliebter Schmuckstein seit dem Altertum

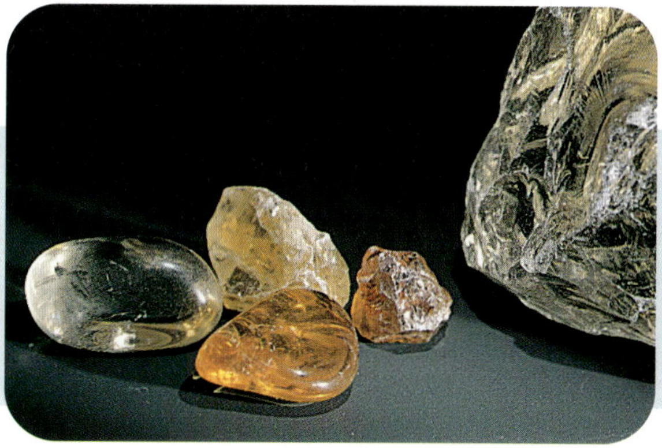

Citrin-Fundorte gibt es in Brasilien, auf Sri Lanka und im Ural.

Einlegearbeiten verwendet. Berühmt geworden sind die Chrysopras-Arbeiten in der St.-Wenzels-Kapelle auf der Prager Burg (unter Karl IV.) und im Schloss Sans Souci in Potsdam; dort ließ Friedrich der Große zwei Tische mit Platten aus Chrysopras aufstellen.

Citrin Die Zitrone stand Pate bei der Namensgebung des Citrins. Denn gelb wie die Citrusfrucht kommt diese Quarzvarietät in der Natur vor. Echter Citrin ist im Handel kaum zu haben. Die dort unter den Bezeichnungen »Goldtopas« (gelb), »Palmeira-Topas« (gelb-braun) und »Spanischer Topas« (rötlich) angebotenen Steine sind in der Regel gebrannte Amethyste oder gebrannter Rauchquarz. Der reine, hellgelbe Citrin ist sehr selten, rötlich-gelber und gold-gelber Citrin wird noch in kleinerem Umfang abgebaut. Sehr schöne Citrine wurden im Gotthardgebiet gefunden, dies waren jedoch Einzelstücke.

Heliotrop Legendenumrankt ist der grün-rote Jaspis mit dem Namen Heliotrop (griech. helios: Sonne, trepein: drehen) seit dem Altertum. Seine roten, eisenhaltigen Einschlüsse werden in der christlichen Mythologie als Blutstropfen von Jesus am Kreuz gedeutet, daher auch die Bezeichnung Blutjaspis.

Die Griechen und Römer der Antike sahen im Heliotrop einen Heilsbringer, der benutzt wurde, um Geburten zu erleichtern – sagt zumindest die Überlieferung. Als sicher dagegen gilt, dass der Blutjaspis, der Sonnenlicht blutrot reflektieren soll, schon immer ein beliebter Schmuckstein war: Kameen und Siegel werden von alters her aus der Chalcedon-Varietät geschnitten.

Heliotrop-Fundstellen liegen in Brasilien, im Ural, in China, Indien, Australien und den USA. Europäische Lager: Tirol und Riesengebirgsvorland.

Jaspis Er ist der letzte in der Reihe der zwölf Steine, die der Bibel zufolge (2. Mose 28, 20) das Amtsschild des jüdischen Hohepriesters schmückten, und er ist bis heute der Stein im Ring des Papstes: Der in enormer Farbenvielfalt auftretende Jaspis (rot, gelb, grün, braun, grau, schwarz) ist seit alten Zeiten als Schmuck- und Heilstein bekannt und geschätzt.

Von König Nechepsos von Ägypten (900 v. Chr.) ist überliefert, dass er stets ein Amulett in Schlangenform aus Jaspis bei sich getragen habe, angeblich, da-

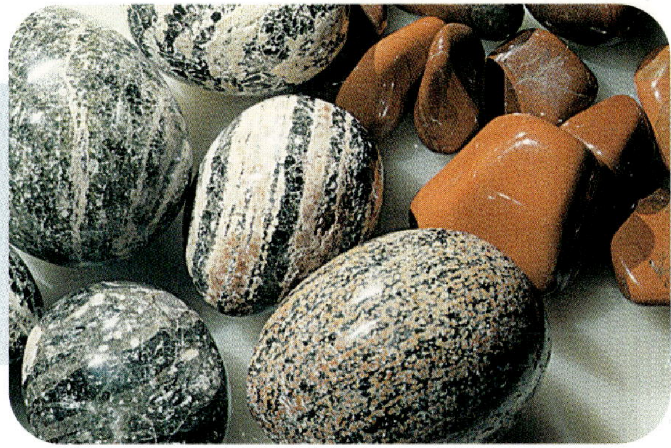

Orsk im Ural ist als Lagerstätte großer Jaspisblöcke bekannt. In Deutschland wird Jaspis in Idar-Oberstein und in Sachsen abgebaut. Weitere Lieferanten für Jaspis-Varietäten sind Indien, die USA, die Tschechische Republik, Ägypten, Kanada, Italien und Brasilien.

mit dieses heilende Strahlen aussendet. Das war in Ägypten lange Zeit ein üblicher Brauch, den man sogar auf die Toten übertrug, denen Steine mit bestimmten Eigenschaften in die Gräber gelegt wurden. Im hoch entwickelten Inka-Reich Peru genoss roter Jaspis ein sehr hohes Ansehen. Ausgrabungen in den im Jahre 79 in der Asche des Vesuv versunkenen Städten Pompeji und Herculaneum brachten Ringsteine aus Jaspis zutage, in die Worte und Symbole eingraviert waren. Steinschneider verarbeiteten Jaspis bereits vor 4000 Jahren in Ägypten zu Gemmen und Siegelringen, ebenso die Handwerker im antiken Griechenland und in Rom. So ist es bis heute geblieben.

Onyx

Eine Varietät des Achat ist der aus schwarzen und weißen Lagen bestehende, nicht durchscheinende Onyx. In der Farbzusammensetzung weiß-braun und weiß-orange heißt der Stein Sardonyx.

Der Onyx gehörte bereits in der Antike zu den wichtigsten Heil- und Schmucksteinen. Wie den Achat trugen Soldaten der römischen Legionen gern einen Sardonyx als Kamee, um Unglück im Kampf abzuwehren. Kameen, Gemmen und Intaglios aus Onyx und anderen Achat-Varietäten gehörten ohnehin zum Beiwerk der Kleidung in der Antike. Den Indianern diente der Onyx als Schutzstein gegen schwarze Magie und Hexerei. Seine Färbeigenschaften kannten bereits die Ägypter, die den Stein gern künstlich schwärzten oder in anderen Schattierungen zu Schmuck und Glücksbringern verarbeiteten.

Opal Betörender Magier im Spiel der Farben, leichtsinniger Verführer im Spiel der Emotionen: Seit Menschengedenken wird der Opal als Kostbarkeit begehrt und zugleich als Unglücksstein verflucht. Sein unendliches Farbspektrum, sein opalisierendes Farbspiel hat dem Mineral, dessen Name sich von dem Sanskrit-Wort upala = kostbarer Stein und dem daraus abstammenden Wort opallios (griech.: Farbveränderung) ableitet, einen außergewöhnlichen Ruf eingebracht. Nicht erst seit Walter Scotts Roman »Anne von Geierstein« nämlich werden dem Opal Unglück bringende Eigenschaften zugeschrieben, die sich hartnäckig von Generation zu Generation bis heute gehalten haben, allerdings im Ansatz wissenschaftlich nicht untermauert werden können.

So berichtet die Legende von Markus Antonius, der, um den kostbaren Opal eines römischen Senators zu erlangen, vor Mord nicht zurückschreckte, vielleicht um seine Geliebte Kleopatra im Schatten der Pyramiden, vielleicht um Oktavia am heimischen Herd mit dem Prachtexemplar zu erfreuen. Auch das spanische Königshaus hatte sein Opal-Desaster: Nachdem Alphons XII. durch Schenkung eines Opal-Ringes, dessen Trägerinnen stets kurz nach Inbesitznahme an einer unbekannten Krankheit verstarben, seine halbe Familie verlor, setzte er sich, nichts ahnend oder auch nur des traurigen Lebens ohne Ehefrau, Schwester und Großmutter überdrüssig, den Ring kurz entschlossen selbst auf den Finger – und verstarb.

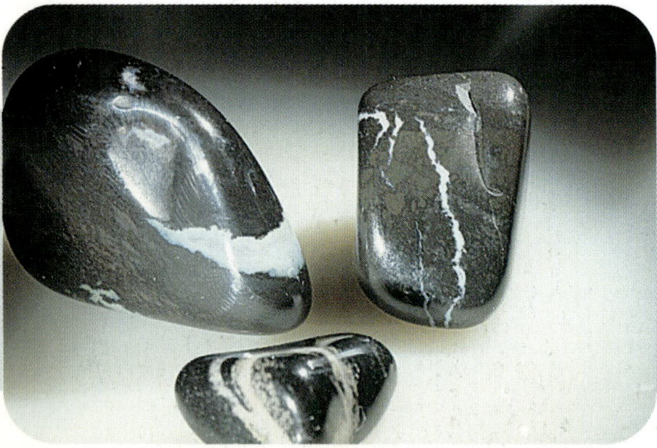

Der Onyx – Schmuckstein und Glücksbringer nicht nur im alten Ägypten

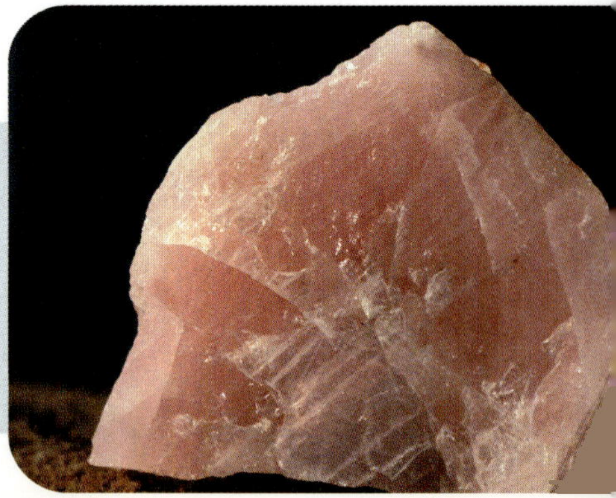

Rosenquarz

Rosenquarz wird als »Stein der Liebe« bezeichnet, romantisch veranlagte Menschen mögen ihn sehr: Rosenquarz, eine in rosa, pfirsich, bisweilen leicht ins violette abgleitende Quarzvarietät, ist das letzte Beispiel in unserer Aufzählung wunderschöner Edelsteine, die die Natur in einem Jahrtausende währenden Prozess geschaffen hat.

Dem Rosenquarz werden verborgene Kräfte zugeschrieben: Wer ihn trägt, soll in Herzensangelegenheiten Glück haben und beim Anblick eines geliebten Menschen in zärtliche, heitere, ja fast schwärmerische Zustände geraten. Der Stein soll die Phantasie anregen und deshalb für schöpferisch tätige Menschen ein ständiger Begleiter sein. Schmuckhersteller schleifen den rosa Edelstein für Broschen, Ringe und Anhänger, darüber hinaus eignet er sich gut für kleine Vasen, Aschenbecher und andere hübsche, zugleich auch dekorative Gegenstände mit praktischem Nutzwert.

Auch wenn Brasilien, Madagaskar und Indien heute zu den bedeutenden Lieferanten von Rosenquarz zählen, soll an dieser Stelle auf ein großartiges Vorkommen in Pleystein bei Weiden im Oberpfälzer Wald hingewiesen werden: Dort, wenige Kilometer von der deutsch-tschechischen Grenze entfernt, steht auf einem 38 Meter hohen Felsen eine Kirche ganz aus Rosenquarz.

Australien gilt heute als größter Lieferant für Edelopale neben Mexiko und den USA, in denen nicht ganz so bedeutende Vorkommen ausgebeutet werden. Der größte bei Dubnik (Slowakische Republik) gefundene Opal stammt aus dem Jahre 1775, wiegt 600 Gramm und ist im Wiener Naturhistorischen Museum zu besichtigen.

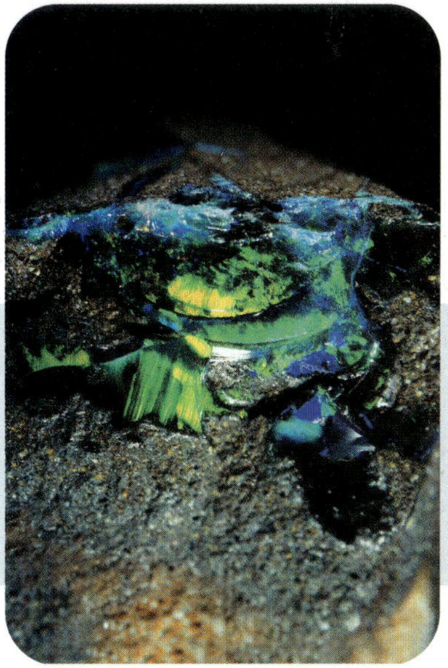

Gesun

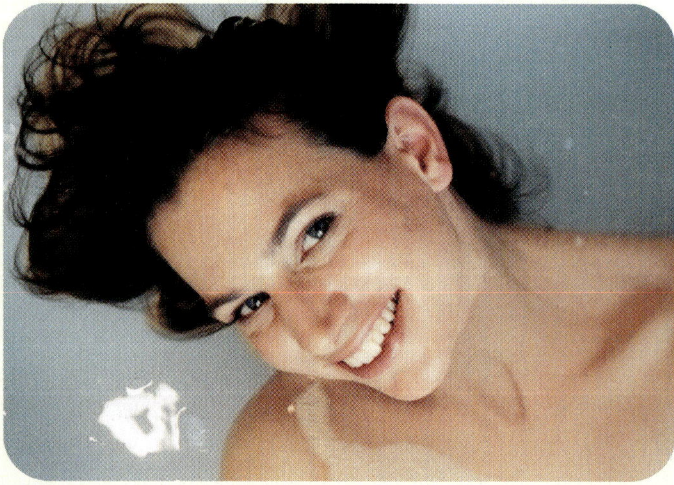

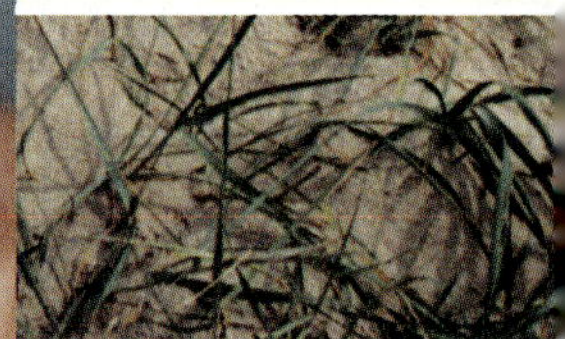

dbrunnen // KIESELSÄURE //

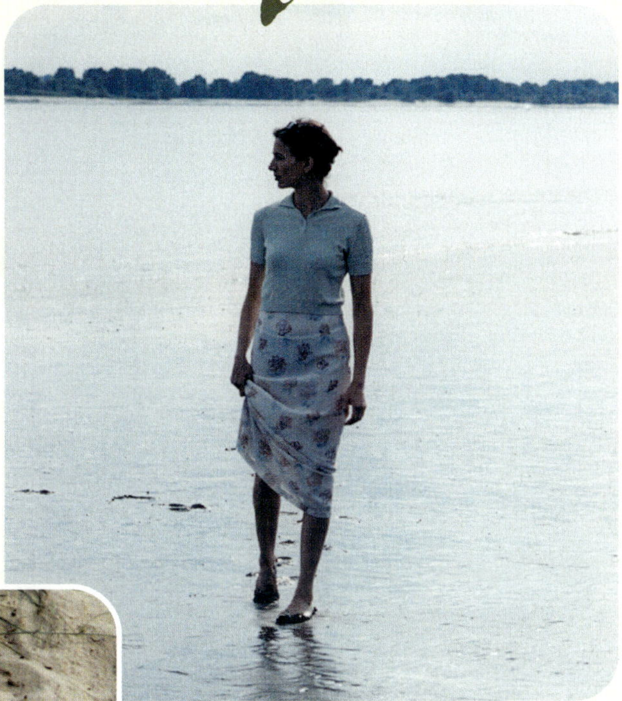

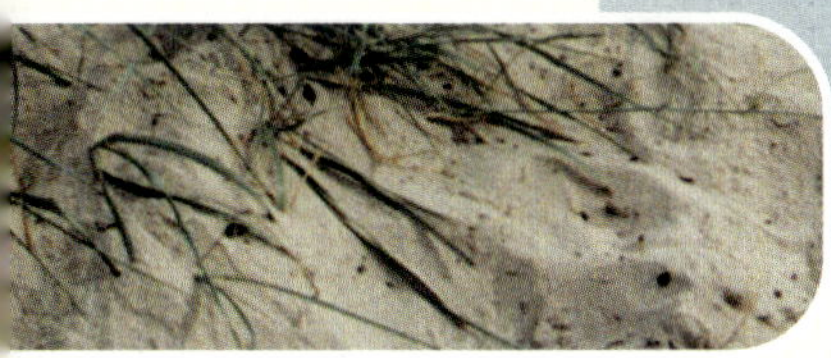

8

»Kieselsäure spielt möglicherweise eine große und wichtige Rolle bei der Therapie verschiedener Krankheiten.« Das sagte Louis Pasteur, der große französische Biologe und Chemiker, bereits vor mehr als 100 Jahren, und er sollte mit seiner Annahme Recht behalten. Kieselsäure wird für eine Vielzahl von Körperfunktionen benötigt und birgt ein großes Potenzial bei der Vorbeugung und Behandlung von Bluthochdruck, Arteriosklerose, Magen-Darm-Erkrankungen und anderen Beschwerden.

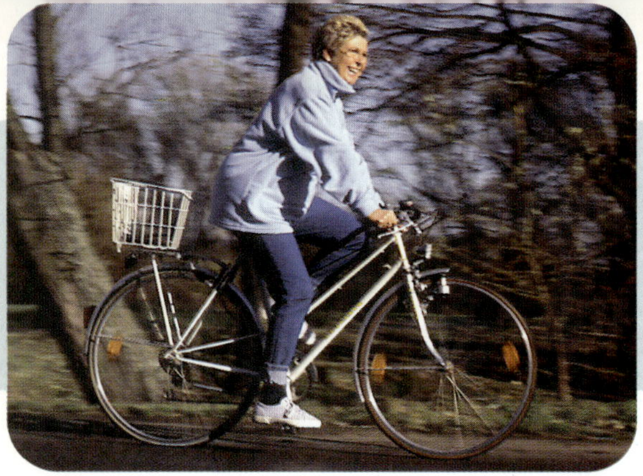

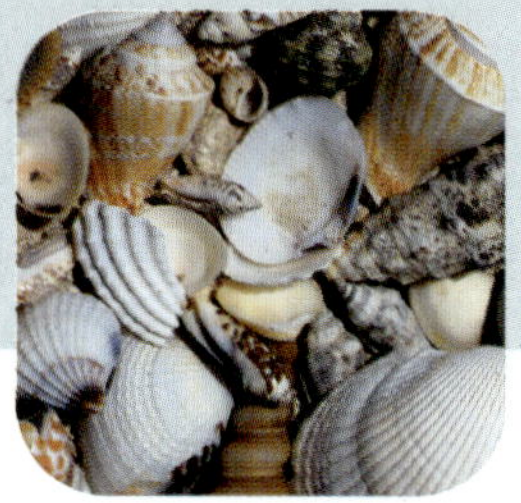

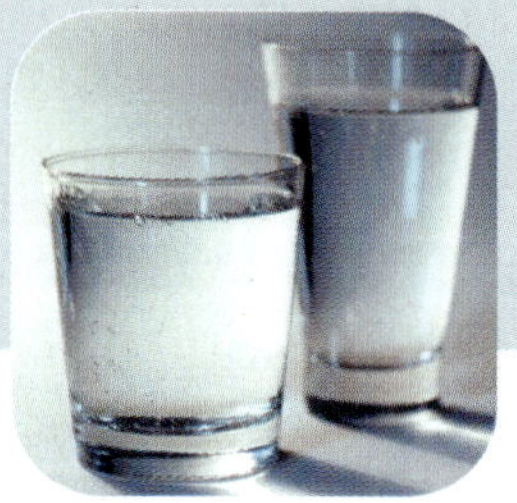

Kieselsäure hält den Organismus in Schwung.

Die heilenden Kräfte der Kieselsäure

Die zentrale Rolle von Kieselsäure für ein intaktes Bindegewebe und damit für gesunde Haut, Haare und Nägel wurde mit Hilfe von pharmakologischen Studien und wissenschaftlichen Untersuchungen vielfach getestet und belegt. Auch darüber hinaus ist Kieselsäure für zahlreiche Körperfunktionen wichtig. Sie wird nicht nur im Dienste der Schönheit genutzt, sondern ihre Bedeutung erstreckt sich von der Gesunderhaltung über die Vorbeugung bis zur Therapie von Erkrankungen.

Alterungsprozessen vorbeugen

Kieselsäure wird eine maßgebliche Rolle bei der Vorbeugung von Alterungsprozessen zugesprochen (Carlisle, E. M.; 1988/Bottu, M.; 1989). Dies ist nicht weiter verwunderlich, schaut man sich die vielfältigen Effekte des Spurenelements Silizium auf den menschlichen Organismus an: Es wirkt sich positiv auf die Struktur unserer Haut, Haare und Nägel sowie den Verlauf vieler Krankheiten aus, die mit zunehmendem Alter gehäuft auftreten, darunter Bluthochdruck, Arteriosklerose, rheumatische Erkrankungen wie Arthrose, Magen-Darm-Probleme und Osteoporose. Da Kieselsäure für die Struktur des Bindegewebes von maßgeblicher Bedeutung ist, bewirkt es auch eine Besserung all jener Symptome, die mit Bindegewebsschwäche einhergehen – wie zum Beispiel Krampfadern.

Ältere Menschen sollten besonders darauf achten, dass sie genügend Kieselsäure in für den Körper leicht verwertbarer Form zuführen, denn der alternde Organismus kann die Substanz generell schlechter aufnehmen und verwerten als der jüngere (s. Kapitel 1 / Darreichungsformen).

Aluminiumvergiftung und Alzheimer-Erkrankung

Wissenschaftliche Untersuchungen haben gezeigt, dass Silizium die Verfügbarkeit von Aluminium in der Nahrung herabsetzt und damit das Risiko einer Vergiftung mit diesem Element verringert. Der britische Forscher J. D. Birchall (1989, 1992, 1995) war es, der die besondere Beziehung beider Elemente aufdeckte. Ausgangspunkt war die Beobachtung, dass Siliziummangel und Aluminiumvergiftungen ähnliche Symptome hervorrufen können. Wie Birchall herausgefunden hat, beruht dies darauf, dass das vorhandene Aluminium bei einem Defizit an Silizium ungehindert aus der Nahrung oder dem Trinkwasser in unseren Körper gelangen und Vergiftungserscheinungen hervorrufen kann. Ist Silizium in ausreichendem Maße vorhanden, verhindert es die ungebremste Aufnahme von Aluminium, und unser Organismus hat die besten Chancen, gesund zu bleiben. Diese Erkenntnis hat weitreichendere Konsequenzen, als es der medizinische Laie auf den ersten Blick vermuten würde: z. B. für die Vorbeugung der Alzheimer-Erkrankung. Denn seit langem gehen Experten von einem Zusammenhang zwischen der Alzheimer-Erkrankung und einer Aluminiumanhäufung im Gehirn aus, weil ...

- der Aluminiumspiegel im Gehirn von Alzheimer-Patienten erhöht ist,
- eine erhöhte Aluminiumaufnahme bei Nierenkranken nicht selten zu einer demenzartigen Hirnerkrankung führt,
- Medikamente, die Aluminium aus dem Körper ausleiten, den geistigen Verfall bei Alzheimer aufhalten können, und
- die Alzheimer-Erkrankungshäufigkeit mit dem Aluminiumgehalt im Trinkwasser steigt.

Arteriosklerose

Bei der Arteriosklerose, landläufig auch als Arterienverkalkung bezeichnet, treten Veränderungen der Blutgefäßwände und Ablagerungen in den Gefäßen auf.

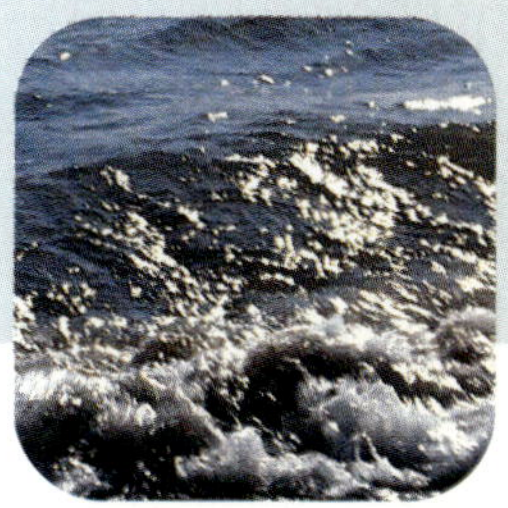

Die Adern verengen sich, die Flexibilität der Gefäße leidet und es kommt zu Durchblutungsstörungen. Arteriosklerose kann im weiteren Verlauf zu Vergesslichkeit, Schlaganfällen, Thrombosen, Embolien und Herzinfarkten führen.

Immer wenn arteriosklerotische Ablagerungen in den menschlichen Blutgefäßen gefunden werden, ist der Siliziumgehalt im Gewebe sehr gering. Eine gesunde Arterie enthält demnach bis zu 14-mal mehr von dem Spurenelement als eine krankheitsbedingt veränderte (Bottu, M.; 1989).

Epidemiologische und klinische Untersuchungen lassen darauf schließen, dass ein Mangel an Silizium bei der Entstehung von Arteriosklerose eine Rolle spielt und dass mit einer verbesserten Kieselsäureversorgung das Verkalkungsrisiko in den Blutgefäßen sinkt (Loeper, J.; 1979). Ein wesentlicher Faktor für die Wirkung der Kieselsäure ist ihr Einfluss auf das Bindegewebe der Gefäße (s. Abbildung S. 121 unten): Sie erhöht nicht nur die Wasserbindungsfähigkeit, sondern fördert auch die Kollagen- und Elastinsynthese und sorgt so auf breiter Front für mehr Elastizität (Schwarz, K. et al.; 1977 / Schmidt, K.; 1998).

FALLBEISPIELE

M. T., weiblich, 76 Jahre alt

Krankheitsbild: M. T. leidet bei längerem Gehen unter Wadenschmerzen. Außerdem treten Schwindel, Kopfschmerzen und mäßig erhöhter Blutdruck auf.

Diagnose: Arteriosklerose mit Hypertonie (Bluthochdruck).

Therapie: täglich einen Esslöffel Kieselsäure-Gel mit Wasser verdünnt über einen Zeitraum von drei Monaten.

Krankheitsverlauf: In den ersten vier Wochen tritt keine nennenswerte Wirkung ein. Danach bessern sich Schwindel und Kopfschmerz, und der Blutdruck sinkt leicht. Bei Therapieende haben sich alle Beschwerden gebessert, der Blutdruck ist nahezu normal.

Beurteilung: zufrieden stellende therapeutische Wirkung.

L. F., männlich, 64 Jahre alt

Krankheitsbild: L. F. leidet unter stärkerer Gedächtnisschwäche, oft kommen Schwindelanfälle hinzu. Außerdem friert er häufig bei normalen Temperaturen.

Diagnose: Cerebralsklerose (Verhärtung des Bindegewebes der Gehirngefäße).

Therapie: täglich zwei Esslöffel Kieselsäure-Gel mit Wasser verdünnt über einen Zeitraum von fast drei Monaten.

Krankheitsverlauf: Nach zwei Wochen hat sich der Schwindel deutlich gebessert und L. F. friert weniger. Im weiteren Verlauf nimmt die Gedächtnisleistung spürbar zu. Nach Abschluss der Therapie sind alle Beschwerden fast vollständig beseitigt.

Beurteilung: gute therapeutische Wirkung.

Arthrose/rheumatische Erkrankungen

Als Arthrose (griechisch: arthros = Gelenk) werden verschleißbedingte Erkrankungen einzelner oder mehrerer Gelenke bezeichnet. Es handelt sich um Abnutzungserscheinungen, die sich infolge einer langfristigen Überlastung allmählich und schleichend entwickeln. Im Anfangsstadium verläuft die Arthrose in der Regel ohne Symptome. Erste Anzeichen für die Krankheit sind Spannungsgefühle und Steifheit in den betroffenen Gelenken. Im weiteren Verlauf schwellen diese an, schmerzen stark und werden zunehmend unbeweglicher.

Alle Gelenke des Körpers können von Arthrose betroffen werden. Am häufigsten tritt sie jedoch in den Knien, den Fingern und Zehen sowie an den Hüft- und Wirbelgelenken auf.

Bei der Arthrose wird der Gelenkknorpel mehr und mehr verschlissen und abgerieben, bis schließlich Knochen auf Knochen reibt. Der Knochen wächst dann um das kranke Gelenk herum und bildet Zacken und Spangen. Die Folge

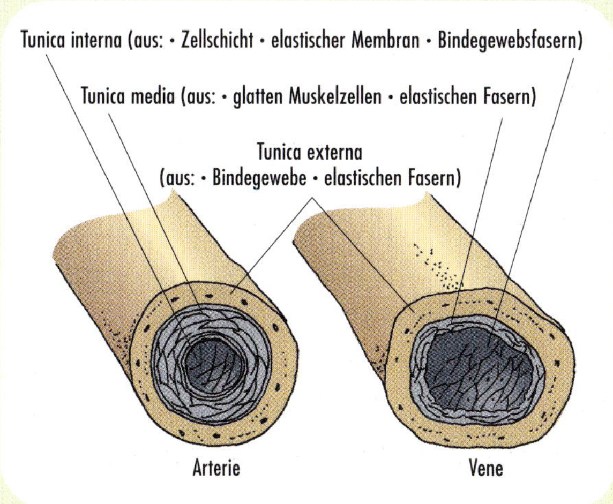

Aufbau der Blutgefäße

sind Deformierungen und knotige Verdickungen. Abgeriebene Knorpel- und Knochenteilchen reizen die Gelenkinnenhaut. Diese entzündet sich, und es kann zu einer Schwellung und Überwärmung des Gelenks kommen.

Zahlreiche Untersuchungen und Erfahrungsberichte zeigen, dass Kieselsäure ein Fortschreiten der Arthrose verlangsamen und die Neubildung von Knorpel unterstützen kann (Bergasa, A. M . L.; 1997). Einer Studie zufolge führte das Einnehmen der Substanz über mehrere Monate dazu, dass Erkrankte sich deutlich besser bewegen konnten und weniger unter Schmerzen litten. Die Wirkung hängt mit dem Effekt der Kieselsäure auf das Bindegewebe im Knorpel zusammen (s. Kapitel 9 / Starke Wirkung auf das Binde- und Stützgewebe).

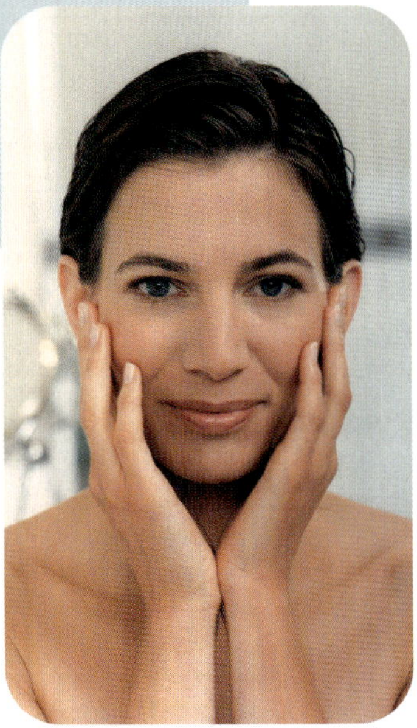

Eine makellose Haut hilft, mehr Selbstbewusstsein auszustrahlen.

Bluthochdruck

Mit Hilfe von Kieselsäure kann zu hoher Blutdruck reguliert werden. Diese Schlussfolgerung lässt sich aus den Ergebnissen einer finnischen Studie an Männern mit Arteriosklerose und Bluthochdruck ziehen. Bei den Patienten normalisierte sich der Blutdruck schneller, wenn zusätzlich zu den konventionellen Medikamenten Kieselsäure gegeben wurde (Seaborn, C. A.; Nielsen, F. H.; 1993).

Hautprobleme / Akne

Kieselsäure hilft bei Problemen rund um die Haut. Vielen Erfahrungsberichten und wissenschaftlichen Untersuchungen zufolge bessern sich Hautreizungen, Juckreiz, Pickel, Ekzeme, wunde Stellen, Hautverletzungen, Bisswunden, Prellungen, Verbrühungen, Insektenstiche, Sonnenbrand und Brandwunden bei Anwendung von Kieselsäure (Kaufmann, K.; 1998 / Mezger, J.; 1950). Siliziumverbindungen sind daher in vielen dermatologischen Pudern enthalten.

Auch gegen Akne ist Kieselsäure bereits erfolgreich eingesetzt worden (Meyer-Rohn, J.; 1976 / Schulz, H.; 1920). Allerdings sollten von der Substanz keine Wunder erwartet werden, weil die Therapie einer Akne immer langwierig und schwierig ist. Kieselsäure ist nur ein kleiner Baustein im Rahmen einer umfassenden Behandlung.

FALLBEISPIELE

E. N., weiblich, 49 Jahre alt

Krankheitsbild: E. N. neigt zu stark juckenden Hautveränderungen mit Blasenbildung.

Diagnose: allergischer Ausschlag.

Therapie: dreimal täglich Kieselsäure-Gel pur auf die betroffenen Hautzonen aufgetupft, insgesamt 18 Tage lang.

Krankheitsverlauf: Der Juckreiz lässt schlagartig nach, im weiteren Verlauf bilden sich Rötungen und Bläschen zurück.

Beurteilung: sehr gute therapeutische Wirkung.

H. R., männlich, 44 Jahre alt

Krankheitsbild: H. R. zog sich einen Sonnenbrand auf Schultern, Brust und Rücken zu.

Diagnose: Sonnenbrand.

Therapie: zweimal täglich Kieselsäure-Gel in dreifacher Menge Wasser über einen Zeitraum von 14 Tagen aufgetragen.

Krankheitsverlauf: Die Schmerzen lassen rasch nach, innerhalb weniger Tage heilt die Verbrennung vollständig.

Beurteilung: sehr gute therapeutische Wirkung.

T. L., weiblich, 54 Jahre alt

Krankheitsbild: T. L. zieht sich eine leichte Hautverbrennung zu.

Diagnose: Verbrennung ersten Grades.

Therapie: dreimal täglich eine kleine Portion Kieselsäure-Gel in dreifacher Menge Wasser aufgetragen, 15 Tage lang.

Krankheitsverlauf: Wenige Stunden nach der ersten Anwendung tritt eine deutliche Schmerzlinderung ein. Im weiteren Verlauf heilt die Verbrennung komplikationslos.

Beurteilung: gute therapeutische Wirkung.

K. G., männlich, 46 Jahre alt

Krankheitsbild: K. G. zieht sich eine Schürfwunde mit Bluterguss zu.

Diagnose: Hautabschürfung mit Hämatom.

Therapie: viermal täglich je ein Esslöffel Kieselsäure-Gel aufgetragen, insgesamt 17 Tage lang.

Krankheitsverlauf: Die Schmerzen lassen rasch nach, der Bluterguss heilt ab, nach Abschluss der Therapie ist die Wunde weitgehend verheilt.

Beurteilung: gute therapeutische Wirkung.

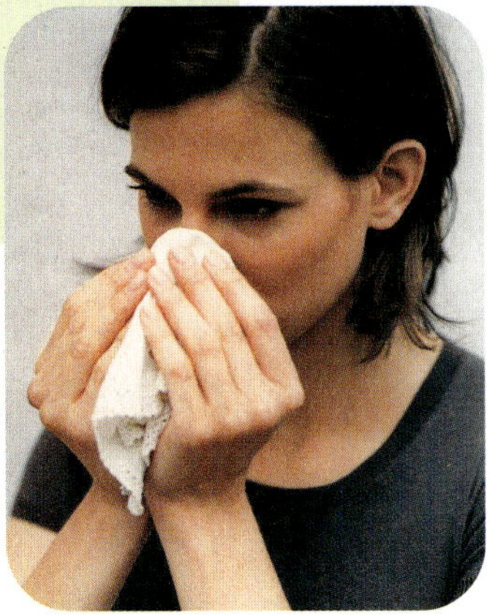

Fitnessfaktor Immunsystem

Dank eines starken Immunsystems kann unser Körper Krankheitserreger abwehren und sich so vor Krankheiten schützen. Zudem entwickeln sich in unserem Organismus immer wieder Krebszellen, die ebenfalls von der schnellen Eingreiftruppe des Abwehrsystems vernichtet werden müssen.

Mit Hilfe von Vitalstoffen wie Vitamin C ist der Mensch in der Lage, dem eigenen Abwehrsystem auf die Sprünge helfen. Kieselsäure aktiviert das Immunsystem ebenfalls (Heine, H.; 1991): Wissenschaftlichen Versuchen zufolge erhöht sich durch Einnahme der Siliziumverbindung die Zahl von speziellen Abwehrzellen, den so genannten Lymphozyten und Phagozyten (Kaufmann, K.; 1998/Merion, R. M.; 1985). Da Kieselsäure darüber hinaus eine positive Wirkung auf unsere Schleimhäute entfaltet, wird sie häufig auch als sanftes Mittel gegen Husten, Schnupfen und Heiserkeit empfohlen.

FALLBEISPIEL

L. W., weiblich, 58 Jahre alt

Krankheitsbild: L. W. klagt über Hals-Rachen-Schmerzen (starke Rachenrötung) und mäßigen Husten.

Diagnose: akuter Rachenkatarrh.

Therapie: viermal täglich mit einem Esslöffel Kieselsäure-Gel in dreifacher Menge Wasser über einen Zeitraum von 24 Tagen gurgeln.

Krankheitsverlauf: Die erste Besserung tritt rasch ein und schreitet fort, nach Abschluss der Therapie bestehen keinerlei Beschwerden mehr.
Beurteilung: sehr gute therapeutische Wirkung.

Starke Knochen

Eine herausragende Rolle spielt Kieselsäure als Nähr- und Aufbaustoff unserer Knochen. Dabei ist die Substanz sowohl bei jungen Menschen in der Wachstumsphase als auch bei Älteren wichtig für den Aufbau bzw. Erhalt einer gesunden Knochenstruktur – und das gleich auf mehreren Ebenen (s. Kapitel 9/ Starke Wirkung auf das Binde- und Stützgewebe). Erstens beschleunigt Silizium die Mineralisation der Knochen: Das Spurenelement fungiert als Wegbereiter für Kalzium, so dass der Mineralstoff besser in die Knochen eingelagert werden kann (Carlisle, E. M.; 1972; 1988). Zweitens fördert Silizium den Aufbau von Knochensubstanz, indem es die Synthese des Kollagens, des Faseranteils der Knochen, steigert (Carlisle, E. M.; Alpenfels, W. F.; 1980/Carlisle, E. M.; 1988). Drittens unterstützt Silizium die Synthese von Proteoglykanen – das sind wesentliche Bestandteile des Knochenbindegewebes (Carlisle, E. M.; Alpenfels, W. F.; 1980).

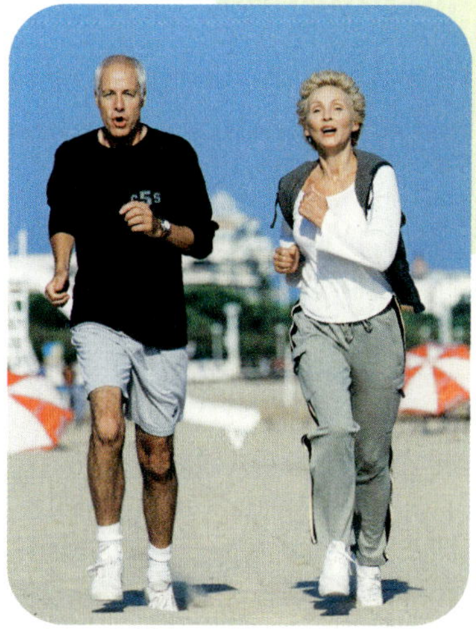

Auch in fortgeschrittenen Jahren noch fit und aktiv

INFO

Kalzium und Kieselsäure – ein starkes Team

Kalzium und Kieselsäure wirken vorbeugend gegen Osteoporose und unterstützen die Gesunderhaltung der Knochen im Alter. Das in der Kieselsäure enthaltene Silizium hilft, Kalzium in die Knochen einzulagern und damit die Struktur des Gewebes zu stärken. Kalzium ist neben Phosphor der wichtigste Baustoff für Knochen und Zähne. Das Skelett eines erwachsenen Menschen enthält etwa ein Kilogramm dieses Minerals.

Kieselsäure – Helfer bei Magen-Darm-Beschwerden aller Art

TIPP

Wenn Sie in den Urlaub fahren, sollte Kieselsäure-Gel in Ihrer Reiseapotheke nicht fehlen. Sie werden es zu schätzen wissen, wenn Ihr Magen-Darm-System einmal rebelliert.

Kieselsäure ist ein verlässlicher »Partner« bei vielen Erkrankungen und Störungen im Magen-Darm-Trakt. Um nur die wichtigsten Anwendungen zu nennen: Sie hilft gegen Magenübersäuerung und -brennen, nervöse Magenbeschwerden, Magenschleimhautentzündungen und -geschwüre, Oberbauchbeschwerden, Infektionen und Entzündungen des Verdauungssystems, Blähungen, Verstopfung und Durchfall. Dabei bewirkt die Siliziumverbindung weit mehr als viele andere Hausmittel, in die man große Hoffnung setzt, von deren gesundheitsfördernden Effekten man aber allzu oft und arg enttäuscht wird. Dies zeigen die Ergebnisse mehrerer Studien, die kaum einen Zweifel an der Wirksamkeit von Kieselsäure bei Störungen rund um unser Verdauungssystem aufkommen lassen (Kaufmann, K.; 1998). Picken wir uns aus der Fülle wissenschaftlicher Untersuchungen zwei Beispiele heraus:

- Dass Magen und Darm von einer erhöhten Kieselsäurezufuhr profitieren, bestätigen die Ergebnisse einer Untersuchung mit zwölf Personen im Alter von 30 bis 70 Jahren (Dörling, E.; 1979). Zehn Versuchsteilnehmer nahmen zwölf Wochen lang kolloidales Kieselsäure-Gel, zwei erhielten ein Gel ohne Kieselsäure (Placebogruppe). Anschließend wurden die Personen nach der Wirksamkeit des Mittels auf den Magen bzw. den Darm gefragt. 75 bzw. 50 Prozent gaben an, dass sich der Zustand der Verdauungsorgane wesentlich gebessert hatte.
- Die ärztliche Prüfung eines Kieselsäurepräparates auf seine heilende Wirkung bei Darmerkrankungen führte zu einem ähnlichen Resultat (Gegeckas, A.; 1983): Getestet wurden Personen mit Magenschleimhautentzündungen (Gastritis), Magengeschwüren (Ulcus) und Entzündungen der Magen-Darm-Schleimhaut (Gastroenteritis). Nach der Einnahme des Kieselsäureproduktes besserten sich die Krankheitsanzeichen bei den Testpersonen rasch und anhaltend, heißt es im Schlussbericht des die Untersuchungen leitenden Arztes. Der positive Nebeneffekt war, dass unerwünschte Nebenwirkungen, wie sie bei vielen Medikamenten an der Tagesordnung sind, bei der Anwendung des Kieselsäurepräparates nicht auftraten.

Gastroenteritis wird meist durch mit Salmonellen oder anderen Krankheitserregern verunreinigte Lebensmittel, durch Gifte oder Alkohol verursacht. Die Erkrankung geht mit Brechdurchfall, Bauchschmerzen und Fieber einher.

Von therapeutischer Bedeutung sind Siliziumverbindungen bislang besonders als Bestandteil von Magensäure bindenden Arzneimitteln, so genannten Antazida (Vatier, J.; 1985). Aber auch bei Morbus Crohn und Colitis ulcerosa – das sind chronisch-entzündliche und meist schubartig verlaufende Erkrankungen des Verdauungstraktes – wurden sie bereits erfolgreich eingesetzt (Wagner, S.; 1982). Auch die Homöopathen haben das Potenzial der Kieselsäure erkannt und führen sie bei Verstopfung, Blähungen und hartem Stuhl ins Feld.

Worauf beruht nun die überaus breit gefächerte Wirkung der Kieselsäure auf unser Magen-Darm-System? Dafür gibt es mehrere Gründe (Leibold, G.; 1984):

- Da Kieselsäure Wasser bindet, werden Entzündungssekrete sozusagen abgesaugt oder ausgetrocknet. Kieselsäure hemmt auf diese Weise Entzündungsprozesse.
- Kieselsäure wirkt natürlich desinfizierend.
- Kieselsäure hat ein hohes Bindungsvermögen für Gase und für Giftstoffe.

Die positive Wirkung kolloidal gelöster Kieselsäure auf Magen-Darm-Beschwerden beruht vor allem auf ihrer großen Oberfläche und ihren bindungsfreudigen Molekülgruppen.

Auf den ersten Blick ist es erstaunlich, dass Kieselsäure Gifte in unserem Körper zu binden vermag, bei genauerer Betrachtung verwundert diese Eigenschaft jedoch nicht. Erinnern wir uns: Als Gel liegt Kieselsäure in fein verteilter Form kolloidal in Wasser gelöst vor. Die in dem Lösungsmittel schwimmenden und winzigen Kieselsäureteilchen haben eine enorm große Oberfläche (etwa 300 Quadratmeter pro Gramm Kieselsäure-Gel – so groß wie ein Fußballfeld), die genügend Platz bietet, um jede Menge schädlicher Substanzen und Gase zu absorbieren, also »festzuhalten« und sie dem Organismus und dem Darm auf diese Weise zu entziehen. Wichtig ist, dass die Siliziumverbindungen, die wir einnehmen, in einem kolloidalen Zustand vorliegen, um tatsächlich entgiftungswirksam sein zu können. In Riesenmolekülen zusammengeschlossen besäßen sie diese Fähigkeit mangels großer Oberfläche logischerweise nicht (s. auch Seite 24/25).

Besonders gut erforscht ist die entgiftende Wirkung von Siliziumverbindungen in Bezug auf das Schwermetall Aluminium: Kieselsäure setzt die Verfügbarkeit von gesundheitsschädlichem Aluminium in der Nahrung oder im Trinkwasser herab und senkt damit das Risiko einer Vergiftung mit diesem Element (s. auch Seite 119).

FALLBEISPIELE

P. K., männlich, 53 Jahre alt

Krankheitsbild: P. K. zog sich vor einigen Monaten eine ernste Darminfektion zu. Obwohl diese nach ärztlicher Therapie vollständig ausgeheilt ist, treten noch Durchfälle und starke Verdauungsbeschwerden auf.

Diagnose: verschleppte Magen-Darm-Entzündung.

Therapie: zweimal täglich einen Esslöffel Kieselsäuregel mit Wasser verdünnt über fünf Wochen.

Krankheitsverlauf: Zunächst verschlimmert sich der Zustand von P. K.; ob es sich dabei um eine »Erstverschlimmerung« durch Anregung der Körperabwehr handelt, kann nicht mit Sicherheit beurteilt werden. Nach 16 Tagen gibt der Patient dann eine deutliche Besserung seiner Verdauungsbeschwerden und nachlassenden Durchfall an. Dieses Ergebnis kann bis zum Therapieabschluss nicht nennenswert weiter verbessert werden.

Beurteilung: zufrieden stellende therapeutische Wirkung.

S. U., weiblich, 41 Jahre alt

Krankheitsbild: S. U. leidet häufig unter starken, zum Teil ernährungsbedingten Blähungen und unregelmäßigem Stuhlgang mit Neigung zur Verstopfung. Bakterielle Symbioselenkung, auf »Verdacht« verordnet, brachte keine nennenswerte Besserung, auch Leinsamen konnte die Darmträgheit nicht zufrieden stellend bessern.

Diagnose: Blähsucht mit Verstopfung.

Therapie: zweimal täglich einen Esslöffel Kieselsäure-Gel mit Wasser verdünnt über sechs Wochen.

Krankheitsverlauf: Bereits nach 14 Tagen tritt eine Linderung der Blähungen ein, im weiteren Verlauf normalisiert sich der Stuhlgang allmählich. Nach Therapieende treten Blähungen nur noch selten auf, die Darmentleerung gelingt fast regelmäßig.

Beurteilung: gute therapeutische Wirkung.

O. M., männlich, 60 Jahre alt

Krankheitsbild: O. M. leidet seit ungefähr zehn Jahren unter häufig wiederkehrenden Magengeschwüren und chronischer Magenübersäuerung.

Diagnose: Magenübersäuerung und -geschwüre.

Therapie: zweimal täglich einen Esslöffel Kieselsäure-Gel mit Wasser verdünnt über einen Zeitraum von 2,5 Monaten.

Krankheitsverlauf: Bereits nach der ersten Woche gibt O. M. eine deutliche Besserung seiner Beschwerden an, nach Therapieende bestehen keinerlei Beschwerden mehr. Röntgendiagnostisch wird die völlige Abheilung der Geschwüre nachgewiesen.

Beurteilung: sehr gute therapeutische Wirkung.

Osteoporose

Osteoporose, landläufig als Knochenschwund bezeichnet, ist eine typische Alterserkrankung. Die Knochen verlieren dabei an Mineralstoffen, werden porös und brechen leicht. Betroffen sind vor allem Frauen nach den Wechseljahren. Osteoporose schmerzt nicht – die Krankheit macht sich daher meist erst bemerkbar, wenn es zu spät ist und die ersten Knochenbrüche bereits aufgetreten sind.

Es gibt Hinweise darauf, dass das Fortschreiten von Osteoporose unter anderem von einem Siliziummangel abhängt (Anderson, R. A.; 1990). Kieselsäure käme daher als unterstützende Maßnahme bei der Behandlung der Krankheit in Frage – zumal vor dem Hintergrund, dass Silizium am Aufbau von Knochensubstanz nachgewiesenermaßen beteiligt ist.

Etwa ab dem 35. Lebensjahr verlieren die Knochen an Substanz. Die beste Vorbeugung gegen Osteoporose ist Bewegung. Wichtig sind außerdem eine gesunde, kieselsäurehaltige Ernährung sowie der Verzicht auf Nikotin und Alkohol.

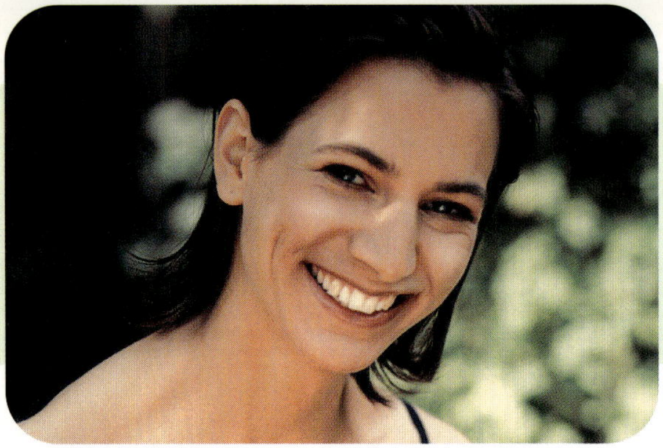

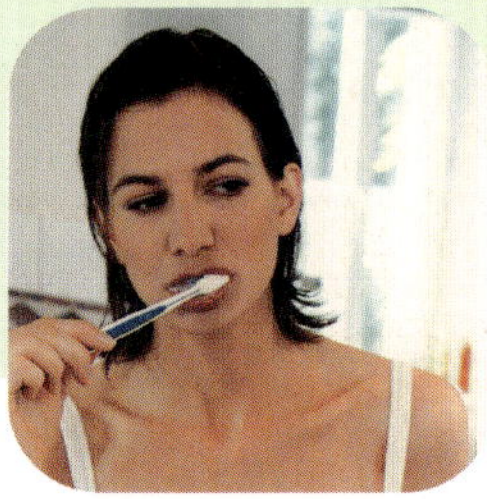

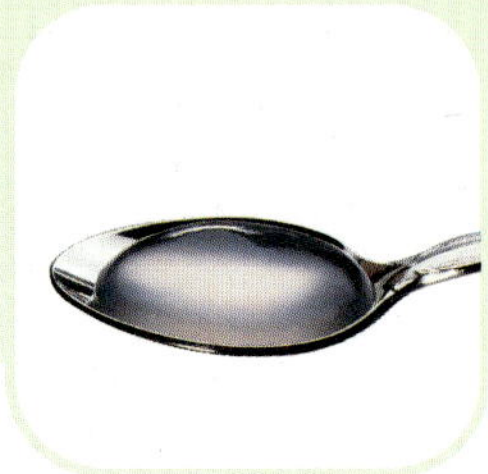

Gesunde Zähne sind mehr als eine Frage der Ästhetik.

Wundheilung

Kieselsäure unterstützt die Wundheilung, wirkt entzündungshemmend und kann bei Schnitt- und Schürfwunden, Hautrötungen und Hautunreinheiten Linderung bringen (Mensing, H.; 1990 / s. auch Seite 122).

Gesunde Zähne

Neue Untersuchungen zeigen, dass die Erkrankung des Zahnfleisches (Gingivitis) und des Zahnhalteapparates (Parodontitis) zu den häufigsten Krankheiten der Menschen überhaupt gehören. Nach Angaben der Weltgesundheitsorganisation (WHO) leiden mehr als 60 Prozent der Deutschen an dringend behandlungsbedürftigen Erkrankungen des Zahnbettes.

Kieselsäure stärkt die Zähne und das Zahnfleisch. Die Substanz hilft gegen Erkrankungen der Mundschleimhaut, bei Zahnfleischentzündungen sowie -bluten und wirkt vorbeugend gegen Parodontose und Karies (Kaufmann, K.; 1998 / Hawkins, B. J.; 1986).

FALLBEISPIELE

K. M., männlich, 43 Jahre alt

Krankheitsbild: K. M. ist starker Raucher und leidet daher unter einer Mund- schleimhaut- und Zahnfleischentzündung.

Diagnose: chronische Mund-Zahnfleisch-Entzündung.

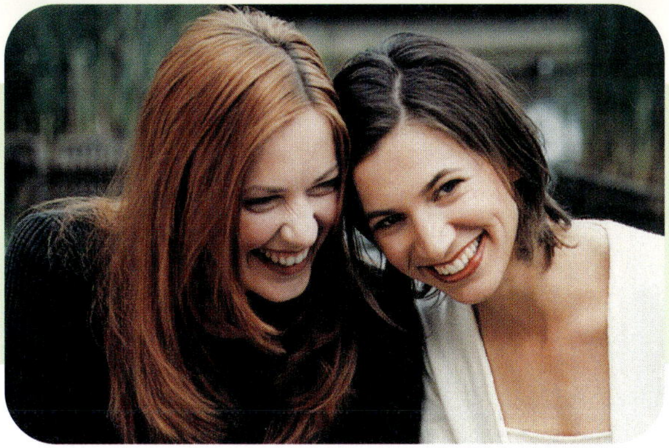

Therapie: viermal täglich eine Mundspülung mit einem Esslöffel Kieselsäure-Gel in dreifacher Menge Wasser einen Monat lang.

Krankheitsverlauf: Obwohl K. M. das Rauchen nicht unterlässt, kommt es bald zu einer deutlichen Besserung. Völlige Heilung ist wegen des fortgesetzten Nikotinkonsums nicht zu erzielen.

Beurteilung: zufrieden stellende therapeutische Wirkung.

M. Th., weiblich, 56 Jahre alt

Krankheitsbild: M. Th. leidet unter chronischer Rückbildung und Entzündung des Zahnfleisches mit Blutungen.

Diagnose: chronische Parodontose und Gingivitis.

Therapie: dreimal täglich eine Mundspülung mit einem Esslöffel Kieselsäure-Gel in dreifacher Menge Wasser; morgens und abends Massage des Zahnfleischs mit je einem Esslöffel Kieselsäure-Gel pur; zweimal täglich einen Esslöffel Kieselsäure-Gel einnehmen, insgesamt zwei Monate.

Krankheitsverlauf: Nach zwei Wochen treten keine Blutungen mehr auf, die Entzündung hat sich gebessert. Nach Abschluss der Therapie ist das Zahnfleisch gestrafft.

Beurteilung: sehr gute therapeutische Wirkung.

Anwendungen von A bis Z

WICHTIGER HINWEIS

Die Selbstmedikation mit Kieselsäure setzt den verantwortlichen Umgang mit der eigenen Gesundheit voraus. Dieses Buch will Sie nicht dazu verleiten, schwere Erkrankungen selbst zu behandeln. Wer glaubt, ernsthaft erkrankt zu sein, sollte einen Arzt oder Heilpraktiker um Rat fragen.

AKNE

Anwendung: • Kieselsäure-Gel pur (Alternative: Pulver mit etwas Wasser zu einem dicken Brei verrühren) auf die betroffenen Hautstellen auftragen, etwa zehn Minuten einwirken lassen und anschließend mit etwas lauwarmem Wasser abwaschen; • zusätzlich: täglich Kieselsäure-Gel, -Pulver etc. einnehmen (Dosierung nach Herstellerangabe).

Anwendungsdauer: zwei bis drei Monate (zweimal pro Jahr).

STÄRKUNG DER IMMUNABWEHR/ERKÄLTUNGEN

Anwendung: einmal täglich Kieselsäure-Gel (Dosierung nach Herstellerangabe) mit Wasser, Tee oder Obstsäften mischen, zwischen den Mahlzeiten trinken.

Anwendungsdauer: zwei bis drei Monate.

DARMSTÖRUNGEN/DURCHFALL

Anwendung: alle zwei Stunden Kieselsäure-Gel einnehmen (Dosierung nach Herstellerangabe).

Anwendungsdauer: bis zum Nachlassen der Beschwerden.

ENTZÜNDETE HAUT/ABSCHÜRFUNGEN/KLEINE WUNDEN

Anwendung: Kieselsäure-Gel pur (Alternative: Pulver mit etwas Wasser vermischen) auf die betroffenen Hautstellen auftragen und etwa zehn Minuten einwirken lassen. Die Mischung anschließend mit etwas lauwarmem Wasser abwaschen.

Anwendungsdauer: bis zum Nachlassen der Beschwerden.

ENTZÜNDETES ZAHNFLEISCH/ENTZÜNDUNGEN IM MUND

Anwendung: dreimal täglich eine Mundspülung mit einer Mischung aus einem Teelöffel Kieselsäure-Gel auf ein viertel Glas lauwarmes Wasser.

Anwendungsdauer: etwa einen Monat.

GELENKENTZÜNDUNGEN/VERSTAUCHUNGEN

Anwendung: zweimal pro Tag je 30 Minuten lang feuchte, warme Verbände mit Kieselsäure-Gel (pur) oder -Pulver (mit Wasser verdünnt) auflegen.

HAUTUNREINHEITEN

Anwendung: • Kieselsäure-Gel pur (Alternative: Pulver mit etwas Wasser zu einem dicken Brei verrühren) auf die vorher angefeuchteten, betroffenen Hautstellen auftragen, etwa zehn Minuten einwirken lassen und anschließend mit etwas lauwarmem Wasser abwaschen; • zusätzlich: täglich Kieselsäure-Gel einnehmen (Dosierung nach Herstellerangabe).

Anwendungsdauer: zwei bis drei Monate (ein- bis zweimal pro Jahr).

HEISERKEIT/HUSTEN

Anwendung: • zweimal täglich mit einer Mischung aus einem Teelöffel Kieselsäure-Gel oder -Pulver auf ein viertel Glas lauwarmes Wasser gurgeln; • zusätzlich zur Stärkung des Immunsystems: zwei bis drei Monate täglich Kieselsäure-Gel, -Pulver etc. einnehmen (Dosierung nach Herstellerangabe).

INSEKTENSTICHE

Anwendung: die Einstichstelle mehrmals täglich großzügig mit Kieselsäure-Gel oder mit Wasser verdünntem -Pulver betupfen, bis Besserung eintritt.

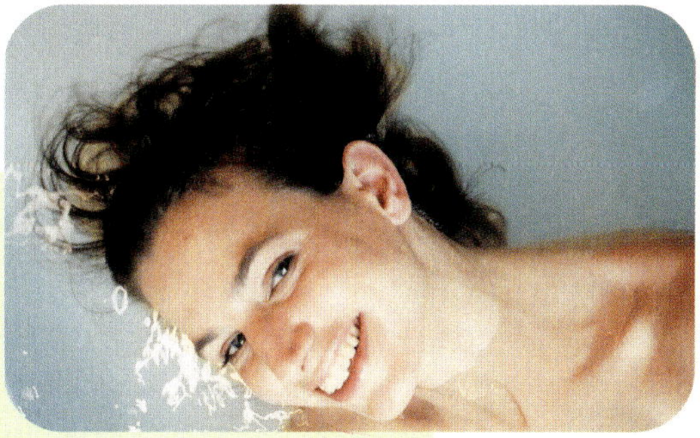

Natürlich schöne Haut dank Kieselsäure

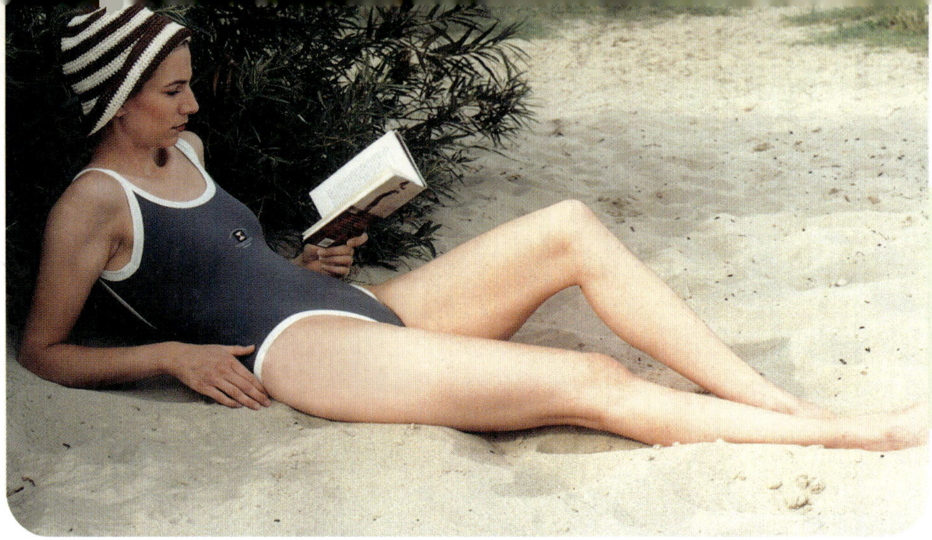

Ausgiebige Sonnenbäder sind gefährlich – Kieselsäure lindert leichten Sonnenbrand.

JUCKREIZ (WINDPOCKEN, ALLERGIEN)

Anwendung: mehrmals täglich Kieselsäure-Gel oder mit Wasser verdünntes -Pulver auf die betroffenen Hautstellen streichen.

KRAMPFADERN

Anwendung: dreimal täglich Kieselsäure-Gel einnehmen (Dosierung nach Herstellerangabe).

Anwendungsdauer: drei Monate (ein- bis zweimal pro Jahr).

MAGENPROBLEME/REIZMAGEN

Anwendung: zwei- bis dreimal täglich Kieselsäure-Gel einnehmen (Dosierung nach Herstellerangabe).

Hinweis: Die Kieselsäure kann auch ins Müsli oder in Jogurt gemischt werden.

SCHNUPFEN

Anwendung: • viermal täglich Spülungen mit Kieselsäure-Gel (vorher mit etwas lauwarmem Wasser mischen); • zusätzlich zur Stärkung des Immunsystems: zwei bis drei Monate täglich Kieselsäure-Gel einnehmen (Dosierung nach Herstellerangabe).

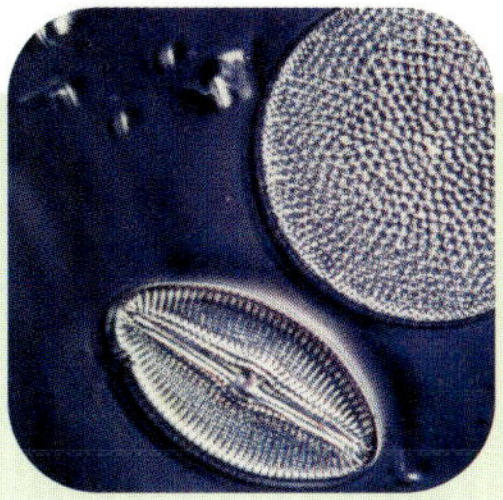
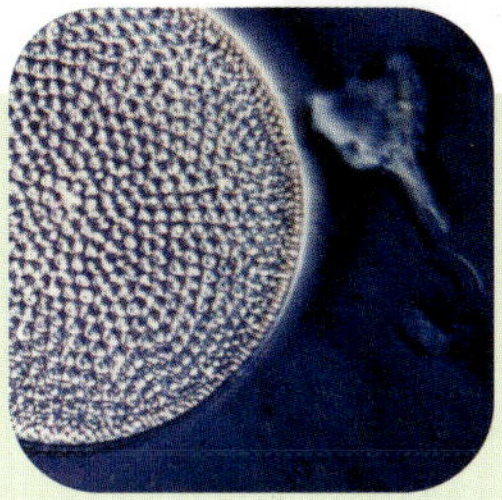
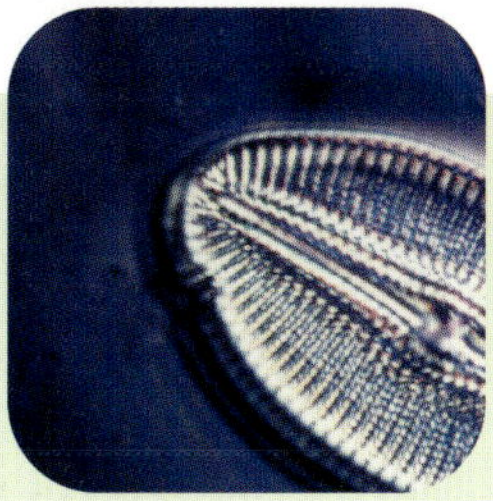

LEICHTER SONNENBRAND/SONNENALLERGIE

Anwendung: • Wundstellen mehrmals täglich mit Kieselsäure-Gel – mit wenig Wasser verdünnt – bestreichen; • zusätzlich: einmal täglich Kieselsäure-Gel einnehmen (Dosierung nach Herstellerangabe).

VERDAUUNGSPROBLEME

Anwendung: täglich Kieselsäure-Gel einnehmen (Dosierung nach Herstellerangabe).

GESUNDE ZÄHNE

Anwendung: einmal täglich eine Mundspülung mit einer Mischung aus einem Teelöffel Kieselsäure-Gel auf ein viertel Glas lauwarmes Wasser – mehrere Minuten lang.

Anwendungsdauer: zwei bis drei Monate, jährlich wiederholen.

ZAHNFLEISCHBLUTEN/ZAHNFLEISCHREIZUNG

Anwendung: • zweimal täglich eine Mundspülung mit einer Mischung aus einem Teelöffel Kieselsäure-Gel auf ein viertel Glas lauwarmes Wasser; • zusätzlich: das Zahnfleisch zweimal täglich mit Gel einreiben; einmal täglich Kieselsäure-Gel, -Pulver etc. einnehmen (Dosierung nach Herstellerangabe).

Schön

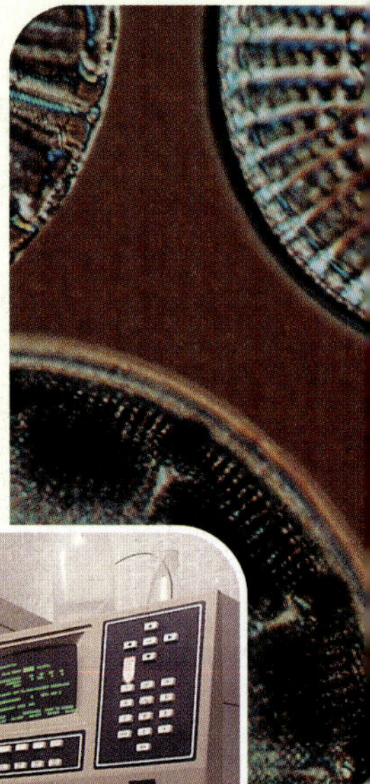

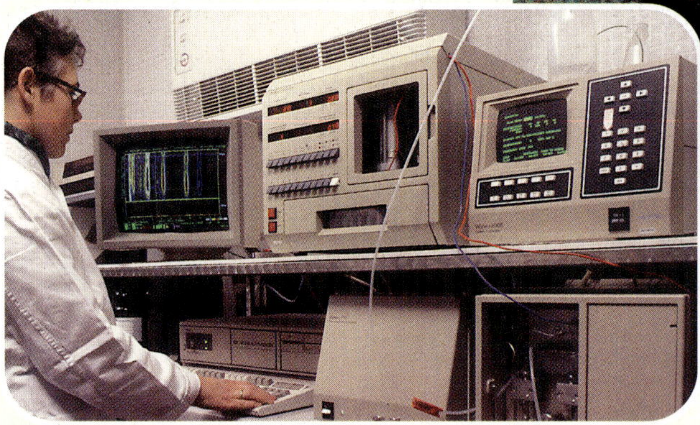

Das
heitselixier

// WISSENSCHAFTLICHE BETRACHTUNGEN //

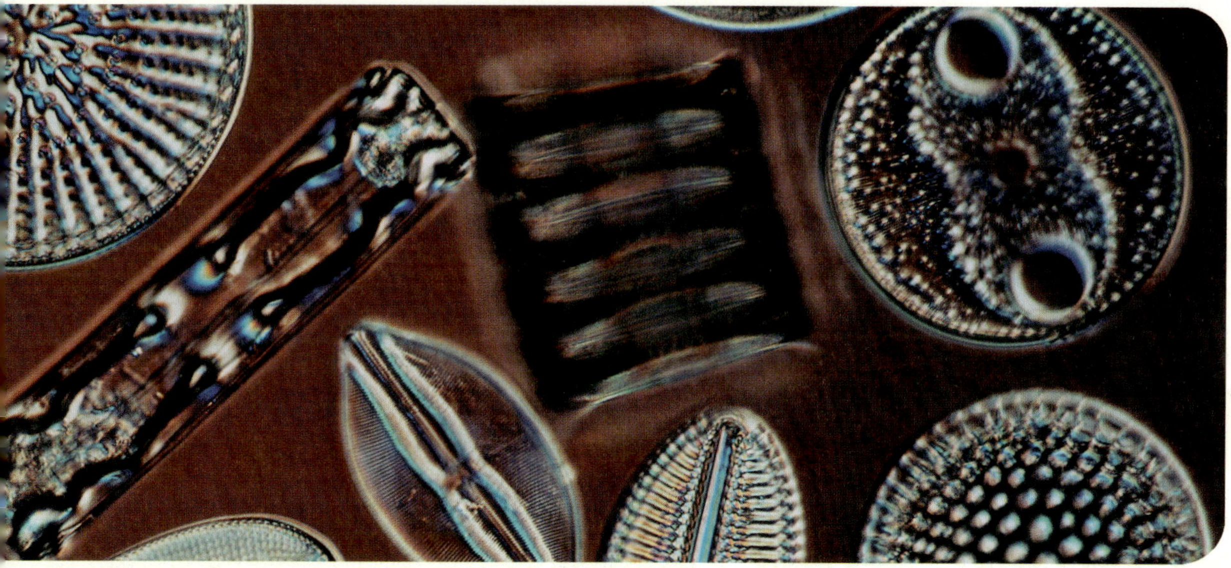

9

Das in Kieselsäure enthaltene Silizium ist für das Wachstum und die Entwicklung von Mensch und Tier lebensnotwendig. Prof. Edith Muriel Carlisle ist Vorreiterin auf dem Gebiet der Kieselsäureforschung. Sie wies in den 70er Jahren erstmals nach, dass die Substanz für Tiere essenziell ist. In der Folgezeit wurde die wichtige Rolle, die Silizium auch im Körper des Menschen und vor allem in seinem Binde- und Stützgewebe einnimmt, entdeckt und näher erforscht.

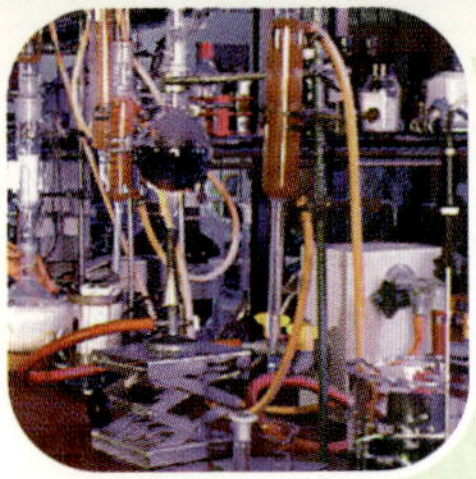

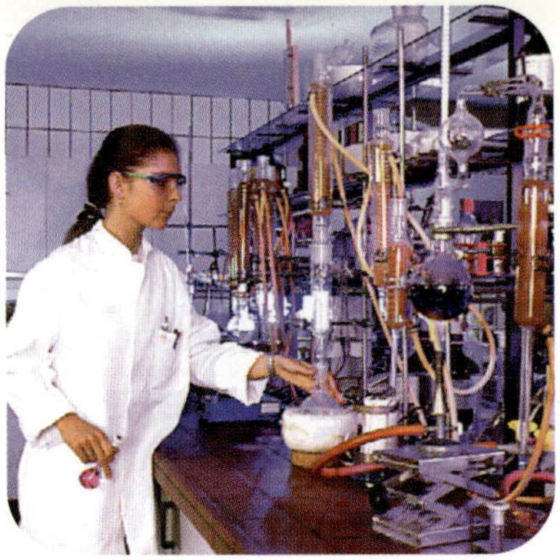

Silizium – ein Spätzünder

Der Hormonforscher und Chemie-Nobelpreisträger des Jahres 1939, Professor Adolf Butenandt (1903 bis 1995), sah ein Leben ohne Silizium als undenkbar an.

Im Vergleich zu anderen Spurenelementen und Mineralstoffen haben Wissenschaftler die besondere Funktion des Siliziums der Kieselsäure für die Gesundheit von höheren Lebewesen spät erkannt. Zwar wurde die Substanz bereits im Jahre 1848 als wichtiger Bestandteil in Pflanzen und Tieren identifiziert, aber erst mehr als ein Jahrhundert später (1972) gelang der Professorin Edith Muriel Carlisle der Nachweis, dass sie für Tiere lebensnotwendig ist (Carlisle, E. M.; 1972 / Schwarz, K.; Milne, D. B.; 1972). In der Folgezeit erkundeten Forscher dann nach und nach die physiologische, medizinische und essenzielle Bedeutung des Spurenelementes auch für den Menschen. Die lebenswichtige Funktion, die das in der Kieselsäure enthaltene Silizium in unserem Organismus übernimmt, blieb deswegen so lange im Verborgenen, weil dieses Element im menschlichen Körper nur in winzigen Spuren vorkommt. Lediglich 1,4 Gramm Silizium enthält ein etwa 70 Kilogramm schwerer Erwachsener. Schon die exakte Bestimmung dieser geringen Menge stellte noch bis vor einigen Jahrzehnten ein großes Problem dar, denn die Messungen wurden durch Silizium verfälscht, das nicht aus dem Körpergewebe selbst, sondern aus den Experimentiergefäßen und -röhrchen stammte, die zum großen Teil aus Glas bestanden und damit ebenfalls Silizium enthielten.

Heute weiß man dank »glasfreier« Messapparaturen, dass der größte Teil des Siliziums im Bindegewebe des Menschen zu finden ist. Das ist nicht weiter verwunderlich, da die Substanz hier sehr aktiv ist. Besonders viel Silizium enthalten zum Beispiel die bindegewebshaltigen Strukturen der Aorta, der Arterien, der Luftröhre, der Sehnen, Knochen und Knorpel, der Haut sowie der Horn- und Lederhaut des Auges (Carlisle, E. M.; 1974/Bottu, M.; 1989). Niedrige Konzentrationen finden sich demgegenüber in der Leber, im Herzen sowie in den Muskeln. Mit zunehmendem Alter nimmt der Siliziumgehalt vor allem in der Aorta, den Blutgefäßen und der Haut ab (Loeper, J.; 1978). Daher wird älteren Menschen geraten, auf eine ausreichende Versorgung mit dem Spurenelement zu achten.

Der Siliziumgehalt in der Aorta, den Blutgefäßen und der Haut nimmt mit zunehmendem Alter ab.

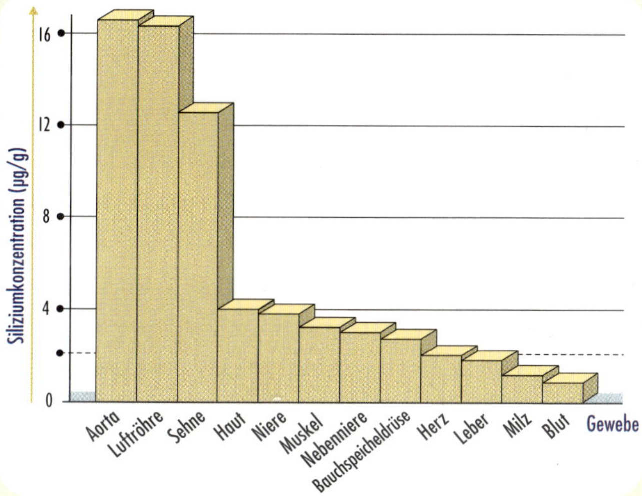

Siliziumkonzentration im Gewebe von Nagetieren (Beispiel: Ratte)

Starke Wirkung auf das Binde- und Stützgewebe

Der positive Einfluss von Kieselsäure auf das Bindegewebe des Menschen ist in den vergangenen Jahrzehnten wissenschaftlich eingehend untersucht worden. Das Ergebnis dieser Forschungen ist eindeutig: Überall, wo eine Bindegewebsschwäche vorliegt, greift Silizium stärkend ein. Die Wirksamkeit des Elements wurde daher sowohl bei Osteoporose, rheumatischen Erkrankungen, Arteriosklerose, Venenleiden, Hautproblemen und veränderter Nagel- und Haarstruktur schlüssig belegt.

Am besten untersucht ist die Funktion des Siliziums im Binde- und Stützgewebe von Knorpel und Knochen. Die meisten Erkenntnisse und wichtige Impulse verdankt die Wissenschaft dabei den bahnbrechenden Untersuchungen Ende des 20. Jahrhunderts verstorbenen Siliziumspezialistin und Pionierin auf dem Gebiet der Siliziumforschung, Professorin Edith Muriel Carlisle.

»Im vergangenen Jahrzehnt hat man entdeckt, dass Silizium am normalen Stoffwechsel von höheren Lebewesen beteiligt und ein wichtiges Spurenelement ist. Es wurde herausgefunden, dass Silizium im Zusammenhang mit dem Bindegewebe eine bedeutende Rolle spielt, insbesondere im Knochen- und Knorpelgewebe.« (Carlisle, E. M.; 1988)

Knorpel

Ein Siliziumdefizit führt sowohl zu krankhaften Veränderungen im Knorpelaufbau als auch zu einer geringeren Knorpelmasse, wie zahlreiche wissenschaftliche Experimente in den 70er Jahren gezeigt haben. So wiesen Hühner mit einem Kieselsäuremangel in der Nahrung im Vergleich zu Tieren, die ausreichend mit der Substanz versorgt waren, kleinere Schienbeingelenke mit weniger Knorpelmasse und veränderter Knorpelzusammensetzung auf (Carlisle, E. M.; 1988). Weitere Forschungsarbeiten brachten ans Licht, auf welche Weise Silizium Einfluss auf die Knorpelsubstanz nimmt und so zum Beispiel die Neubildung von Knorpel unterstützt (Bergasa, A. M. L.; 1997):

Silizium ist für die Biosynthese von Kollagen unentbehrlich.

- Der Gehalt an Kollagen – ein Eiweiß, das ein wesentlicher Baustein des Bindegewebes im Knorpel ist – nimmt durch die Gabe von Silizium stark zu (Carlisle, E. M.; Alpenfels, W. F.; 1980). Dies haben Untersuchungen an embryonalem Knorpelgewebe ergeben. In wissenschaftlichen Tests mit Knorpelzellen (Chondrozyten) in »Reagenzglaskulturen« stieg die Kollagenmenge bei mit Silizium angereicherten Proben um 248 Prozent (Carlisle, E. M.; Garvey, D. L.; 1982/Carlisle, E. M.; 1988). Diese Zunahme ist vor allem darauf zurückzuführen, dass Silizium zu einer erhöhten Aktivität der Prolyl-Hydroxylase beiträgt. Prolyl-Hydroxylase ist ein Enzym, das zur Herstellung von Kollagen benötigt wird (Birchall, J. D.; 1995).

- Wie die Kollagenmenge steigt auch der Proteoglykangehalt – ebenfalls ein wichtiger Bestandteil des Bindegewebes – mit einer verbesserten Kieselsäureversorgung an, denn Silizium ist ein strukturelles Element, also ein Baustein dieser chemischen Verbindung. Proteoglykane sind riesige Moleküle, die Wasser binden und für die druckelastischen Eigenschaften des Knorpelgewebes wichtig sind (Carlisle, E. M.; Alpenfels, W. F.; 1980).

INFO

Das Bindegewebe der Gelenkknorpel

Das Bindegewebe der Gelenkknorpel setzt sich aus den Knorpelzellen (Chondrozyten) und der Interzellularsubstanz (Zwischenzellsubstanz) zusammen. Letztere bildet den mengenmäßig größten Teil und enthält Kollagenfasern und Grundsubstanz. Die Grundsubstanz besteht aus Riesenmolekülen, den so genannten Proteoglykanen – das sind an Proteine gebundene Glykosaminoglykane (Mukopolysaccharide) –, welche die Fähigkeit besitzen, sehr viel Wasser zu binden.
Die Interzellularsubstanz hat einen Wassergehalt von etwa 60 bis 80 Prozent; im Alter verliert das Gewebe zunehmend an Feuchtigkeit und damit an seiner natürlichen Konsistenz und Pufferkapazität. Diesem Prozess wirkt Silizium entgegen, indem es hilft, den Proteoglykananteil im Knorpel auf hohem Niveau zu halten.

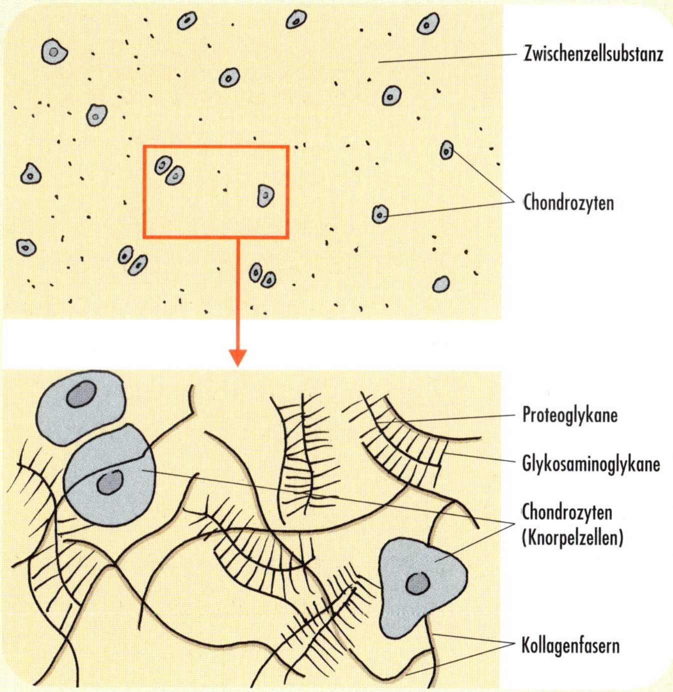

Blick ins Innere des Gelenkknorpels (schematisiert)

Knochen

Mehrere Untersuchungen von Prof. Edith Muriel Carlisle (1972 / 1974 / 1976) haben gezeigt, dass Silizium nicht nur an der Knorpelbildung, sondern auch aktiv am Stoffwechsel der Knochen beteiligt ist. Beispielsweise waren das Wachstum und die Entwicklung des Knochengerüstes bei Hühnern, deren Nahrung nur wenig Kieselsäure enthielt, gestört. Die Tiere waren im Vergleich zu den mit der Substanz besser versorgten Vergleichstieren minderwüchsig, ihr Skelett und Federkleid unterentwickelt, der Schädel kleiner sowie abgeflacht und die Flexibilität der Beinknochen eingeschränkt. Wie bei Hühnern führte in einem anderen Experiment eine Unterversorgung mit Silizium auch bei Ratten zu vermindertem Wachstum und zu Schädelverformungen (Schwarz, K. et al.; 1972).

In Tierversuchen stieg die Glykosaminoglykanmenge in den Knochen bei siliziumreicher Kost im Vergleich zu siliziumarmer Nahrung auf mehr als das Doppelte (Carlisle, E. M.; 1988).

Verschiedene Wirkmechanismen sind für den Zusammenhang von gesundem Knochenbau bzw. -wachstum und einer ausreichenden Kieselsäureversorgung maßgeblich. Einerseits beschleunigt Silizium den Mineralisierungsprozess in den Knochen – und zwar insbesondere als Wegbereiter für die Einlagerung des Mineralstoffs Kalzium. Andererseits beeinflusst Silizium wie im Knorpel (s. o.) den Kollagen- und den Glykosaminoglykangehalt der Knochen. Im Rahmen von wissenschaftlichen Experimenten haben Forscher herausgefunden, dass Schienbeine und andere Knochen deutlich weniger dieser beiden für das Bindegewebe wesentlichen Bestandteile enthielten, wenn ein Siliziummangel im Körper bestand (Carlisle, E. M.; 1988).

Bedeutung für Haut, Haare und Nägel

Eine Vielzahl wissenschaftlicher Untersuchungen hat ergeben, dass sich kolloidale Kieselsäure positiv auf die Struktur der menschlichen Haut, der Haare und Nägel auswirkt. Die Wirkung wird in Verbindung mit den vorangegangenen Ausführungen zum Einfluss von Silizium auf Knorpel und Knochen schnell verständlich, denn auch das Bindegewebe der Haut besteht aus Kollagenfasern und Glykosaminoglykanen, und deren Bildung wird durch das in der Kieselsäure enthaltene Silizium gefördert – ebenso wie die Produktion der Eiweißverbindung Elastin, die ebenfalls im Bindegewebe der Haut vorkommt, aber vor allem ein wesentlicher Bestandteil von Haaren und Nägeln ist. Kieselsäure wirkt also auf mehreren Ebenen (Blaurock-Busch, E.; 1991):

- Es unterstützt die Synthese der Bindegewebseiweiße Kollagen und Elastin, was die Struktur von Haut, Haaren und Nägeln verbessert.
- Es steigert die Wasserbindung im Gewebe und damit die Hautfeuchtigkeit, indem es den Gehalt der wasserbindenden Glykosaminoglykane erhöht.
- Es sorgt für eine stärkere Vernetzung zwischen den Eiweißmolekülen und so für mehr Elastizität und Festigkeit.

Die Folge all dieser Prozesse ist eine dickere, festere Lederhaut sowie mehr Elastizität, Feuchtigkeit und Spannkraft im Bindegewebe.

Anhand der folgenden Studien, die beispielhaft für viele weitere Untersuchungen stehen, lässt sich die Wirkung der Kieselsäure eindrucksvoll belegen:

STUDIE 1: An einer von Dr. Allan Lassus, »Helsinki Research Centre«, 1993 veröffentlichten Untersuchung nahmen Frauen mit gealterter Haut, brüchigem,

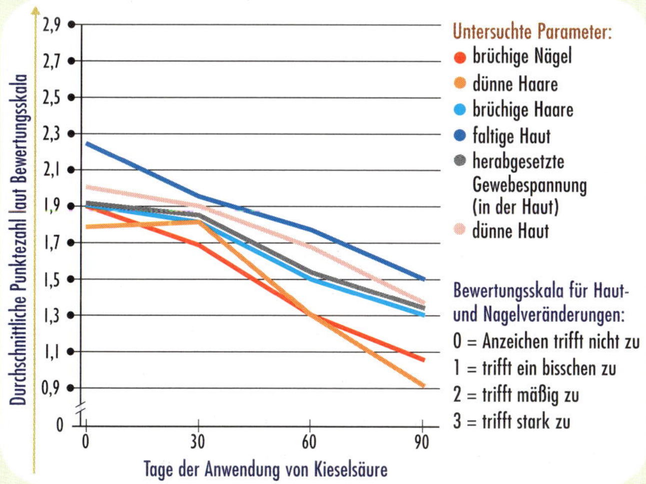

Veränderungen bei Haut, Haaren und Nägeln durch innerliche und äußerliche Anwendung von kolloidaler Kieselsäure (Lassus, A.; 1993 / Studie 1)

dünnem Haar und brüchigen Fingernägeln teil. Sie erhielten über einen Zeitraum von 90 Tagen täglich zehn Milliliter kollodiale Kieselsäure. Zusätzlich trugen die Testpersonen zweimal täglich kollodiale Kieselsäure auf das Gesicht auf. Zu Beginn, nach 30, 60 und 90 Tagen Anwendungsdauer wurde bei den Frauen die Beschaffenheit von Haut, Haaren und Nägeln untersucht. In allen Fällen trat eine Besserung infolge der Einnahme von kolloidaler Kieselsäure ein (Ergebnisse s. Abbildung auf Seite 143). Dr. Allan Lassus fasst die Ergebnisse dieser Studie zusammen: *»Bei den 47 Behandelten wurde eine wesentliche Verbesserung der Dicke und des Turgors der Haut, der Falten und der Beschaffenheit von Haaren und Nägeln verzeichnet. Auch die Anzahl der Hautflecken nahm ab ... die Dicke der Dermis hatte wesentlich zugenommen.« (Lassus, A.; 1993)*

UNTERSUCHTE KRANKHEITSANZEICHEN	DURCHSCHNITTLICHE PUNKTZAHL LAUT BEWERTUNGSSKALA			
	mit Kieselsäure Behandelte		mit Scheinpräparaten Behandelte	
	vorher	nach drei Monaten	voher	nach drei Monaten
Schuppung der Haut	1,8	0,1	1,9	1,2
Hautverhärtung	2,7	0,6	2,7	2,1
Hautrötung	3,0	1,0	2,4	2,6
Dicke der Basalschicht der Oberhaut (mm)	0,37	0,22	0,43	0,40

Bewertungsskala für Hautveränderungen:

0 = Anzeichen trifft nicht zu 1 = trifft ein bisschen zu 2 = trifft mäßig zu 3 = trifft ganz zu

Einfluss von kolloidaler Kieselsäure auf den Zustand der Haut bei Patienten mit Schuppenflechte; ermittelt wurden Hautveränderungen vor und nach dreimonatiger Behandlung mit Kieselsäure (Lassus, A.; 1997 / Studie 2).

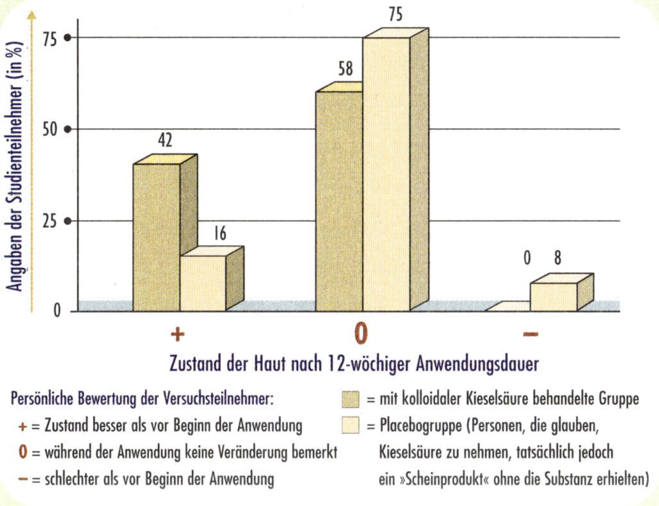

Einfluss von kolloidaler Kieselsäure auf den Zustand der Haut (Dörling, E.; 1979 / Studie 3)

STUDIE 2: Im Rahmen einer Studie, die Dr. Allan Lassus 1997 veröffentlicht hat, wurde der Einfluss von Kieselsäure auf die Haut von Menschen mit Schuppenflechte untersucht. Dafür nahmen 15 Schuppenflechte-Patienten drei Monate lang täglich 30 Milliliter kollodiales Kieselsäure-Gel ein und trugen zusätzlich kollodiales Kieselsäure-Gel äußerlich auf die betroffenen Hautpartien auf. Weitere 15 Personen erhielten ein unwirksames Schein-Gel (Placebogruppe). Bei Behandlungsende standen zwölf mit Kieselsäure und neun mit dem unwirksamen Gel Behandelte für die Auswertung zur Verfügung. Nach drei Monaten war bei allen Patienten, die Kieselsäure-Gel erhalten hatten, eine deutliche Besserung der Krankheitsanzeichen festzustellen: Bewertet wurden dabei die Schuppung der Haut, die Hautverhärtung und -rötung sowie die Dicke der Basalschicht der Oberhaut (Ergebnisse s. Tabelle auf Seite 144). Im Vergleich zur Kieselsäuregruppe gingen die Symptome der nicht mit Kieselsäure behandelten Personen weit weniger stark zurück.

STUDIE 3: Dass die Haut von einer erhöhten Kieselsäurezufuhr profitiert, bestätigt auch die folgende Studie (Dörling, Prof. Dr. E.; 1979). Untersucht wurden zwölf Personen im Alter von 30 bis 70 Jahren, von denen zehn Personen zwölf Wochen lang kolloidales Kieselsäure-Gel einnahmen, zwei weitere erhielten ein Gel ohne Kieselsäure (Placebogruppe). Anschließend wurden die Untersuchungsteilnehmer nach der Beschaffenheit ihrer Haut gefragt. Die Abbildung auf Seite 145 zeigt die Ergebnisse.

STUDIE 4: Im Rahmen einer von August 2000 bis Februar 2001 in den USA durchgeführten klinischen Studie (bei Redaktionsschluss unveröffentlicht) wurde die Wirkung von kolloidaler Kieselsäure auf die Nagel- und Haarbeschaffenheit bei Frauen im Alter von 25 bis 72 Jahren untersucht. Dafür nahmen die 26 Testkandidatinnen 24 Wochen lang täglich einen Esslöffel kolloidale Kieselsäure ein. Nach jeweils acht, 16 und 24 Wochen Anwendungsdauer wurde bei ihnen die Wirkung der Kieselsäure auf die Nagel- und Haarstruktur ermittelt (Ergebnisse s. Abbildungen auf Seite 147):

- Bei etwa der Hälfte der Frauen entfaltete die Kieselsäure bereits nach acht Wochen Einnahmedauer einen positiven Einfluss auf die Beschaffenheit der Nägel. Sie waren fester, weniger brüchig und die Nageloberfläche war sichtbar glatter. Nach 24 Wochen hatte sich die Festigkeit bzw. die Nagelstruktur bei 90 bzw. 83 Prozent der Frauen verbessert.
- Auch auf die Haarqualität hatte die Kieselsäure einen sehr positiven Einfluss. Nach 16 Wochen Kieselsäureanwendung war bei gut der Hälfte der Frauen eine deutliche Verbesserung der Haarstruktur zu erkennen. Nach 24 Wochen waren die Haare bei 70 Prozent aller Testkandidatinnen kräftiger und bei fast der Hälfte glänzender als zu Versuchsbeginn.

STUDIE 5: Im Rahmen einer weiteren Studie mit 15 Testpersonen zwischen 20 und 50 Jahren wurde ebenfalls die Wirkung von kolloidaler Kieselsäure auf die Beschaffenheit von Haaren und Nägeln getestet (Blaurock-Busch, E.; 1991). Die Untersuchungsteilnehmer nahmen sechs Monate lang täglich kolloidale Kiesel-

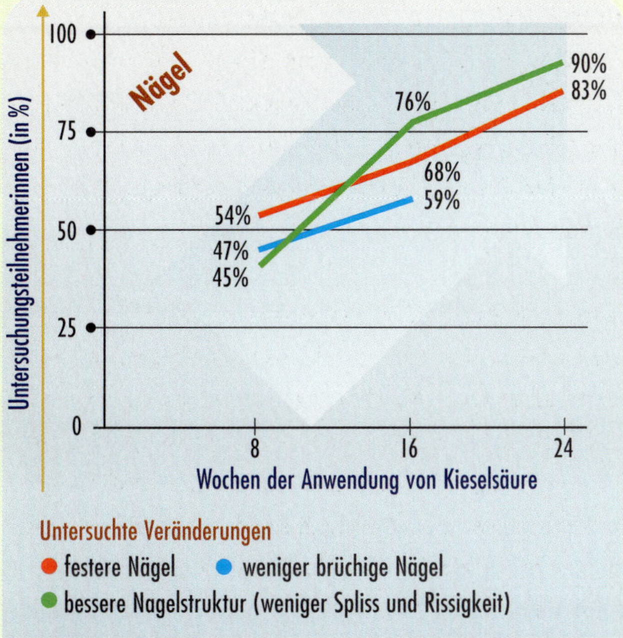

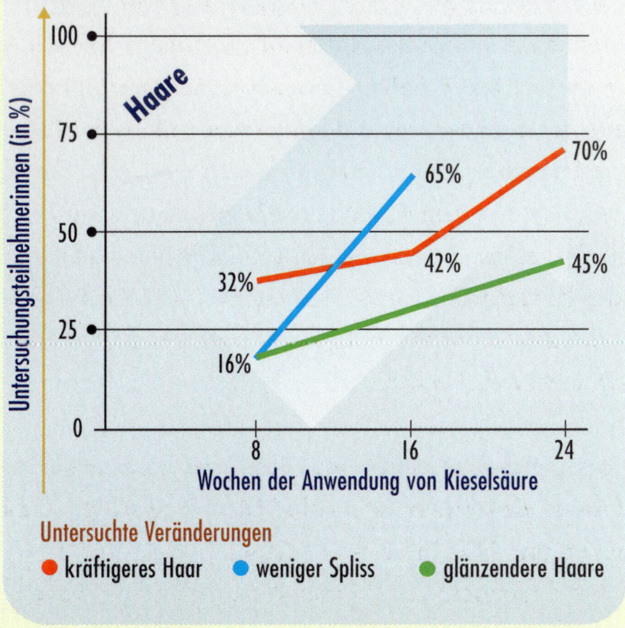

Veränderte Beschaffenheit von Nägeln und Haaren durch die Anwendung von kolloidaler Kieselsäure (Klinische Studie; USA 2000/2001/Studie 4)

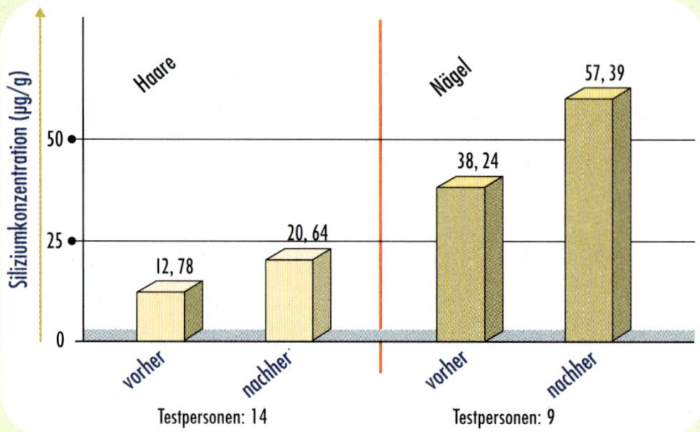

Durchschnittlicher Siliziumgehalt der Haare und Nägel vor und nach einer sechsmonatigen Gabe von kolloidaler Kieselsäure (Blaurock-Busch, E.; 1991/Studie 5)

säure. Anschließende Messungen ergaben, dass der Siliziumgehalt der Haare und Nägel sich innerhalb des Versuchszeitraumes deutlich erhöht hatte (Ergebnisse s. Abbildung 148). Eleonore Blaurock-Busch bewertet die Resultate folgendermaßen:

»Die vorliegende Studie zeigt, dass die Substitution mit kolloidaler Kieselsäure zu einer deutlichen Besserung der Haarstruktur sowie des Haarwachstums führt ... Obgleich die Bedeutung der Haar- wie auch Nagelmineralstoff-Analytik von der orthodoxen Medizin allgemein nicht oder wenig akzeptiert wird, zeigt die Studie deutlich, dass Haar- wie auch Nagel-Siliziumwerte die Substitution mit kolloidaler Kieselsäure reflektieren und dass wiederum die Siliziumtherapie erfolgreich in der Behandlung von Haar- wie auch Nagelproblemen ist ... Beachtet man somit die Rolle des Siliziums im Kolloidsystem des menschlichen Gewebes, speziell des Bindegewebes, sowie dessen zellwandstabilisierende Funktion im Zusammenhang mit den erzielten positiven Laborergebnissen, so darf man davon ausgehen, dass eine erhöhte Kieselsäurezufuhr sich auf mehr als Haar- und Nagelgewebe positiv auswirkt.« (Blaurock-Busch, E.; 1991)

Resümee: Kieselsäure – das Multitalent

Anschließend der Auszug eines Berichtes von Professor Dr. Dr. Karlheinz Schmidt, Universität Tübingen. Er macht deutlich, welches große gesundheitsfördernde Potenzial in Kieselsäure steckt und welche Rolle der Substanz daher in Bezug auf den alternden Organismus und vor allem auf Haut, Haare und Nägel zukommt:

»Ein ... Aspekt ist der Einfluss von Silizium auf die viskoelastischen Eigenschaften des Bindegewebes. So konnte am Beispiel der Aorta gezeigt werden, dass die mit zunehmendem Alter auftretende Silizium-Verarmung des Bindegewebes mit einem Elastizitätsverlust einhergeht. Dies hängt offenbar mit der höheren Wasserbindungsfähigkeit einer siliziumhaltigen extrazellulären Matrix zusammen. Auch über physiologische Funktionen des Siliziums bei der Quervernetzung von Keratin in Haaren und Nägeln ist berichtet worden, was für die Struktur und Funktion von Haaren und Nägeln bedeutsam ist. Im Rahmen der Wirkung von Silizium auf den Bindegewebsstoffwechsel sind Anwendungen als Venentherapeutikum beschrieben. Ebenso lässt sich in einigen Untersuchungen eine Wirkung auf das Bindegewebe der Haut nachweisen, wozu auch die Wundheilung als Einsatzfeld gehört. In klinischen Untersuchungen haben sich kieselsäurehaltige Pflanzenextrakte beispielsweise aus Schachtelhalm in der Behandlung von dermatologischen Störungen wie Altershaut, Cellulite oder Schwangerschaftsstreifen bewährt. Nicht ohne Grund werden Kieselsäure oder Silikate in vielen dermatologischen Pudern eingesetzt.« (Schmidt, K.; 1998)

Was Professor Dr. Dr. Karlheinz Schmidt aus medizinisch-wissenschaftlicher Sicht erläutert, bringt der Autor Gerhard Leibold in seinem Buch »Kieselsäure – Urquell des Lebens« für den medizinischen Laien verständlich auf den Punkt:

»Ob brüchige Nägel, Haarausfall, welke Haut oder schwere Krankheiten, stets kann Silizium zumindest ergänzend zur übrigen Therapie verabreicht werden. Damit wird das anorganische Spurenelement, das bereits bei der Entstehung erster Lebensformen vor Jahrmillionen eine entscheidende Rolle spielte, fast zu einer Art ›Allheilmittel‹.« (Leibold, G.; 1984)

// ZUM GUTEN SCHLUSS //

Wichtige Fachausdrücke

AEROB / ANAEROB: mit Sauerstoff / ohne Sauerstoff.

ANTAZIDA: alkalisch wirkende Mittel, die überschüssige Magensäure binden und so die Schleimhaut schützen.

ANTIOXIDANTIEN / ANTIOXIDATIV WIRKENDE SUBSTANZEN: Stoffe, darunter Vitamine, Mineralstoffe, Spurenelemente und bioaktive Substanzen, die freie Radikale unschädlich machen. Wirksame Antioxidantien sind zum Beispiel die Vitamine C, E und das Spurenelement Selen.

BALLASTSTOFFE: unverdauliche Nahrungsbestandteile, welche die Darmtätigkeit anregen.

BINDEGEWEBE: aus Zellen und Zwischenzellsubstanz (siehe dort) bestehend. Es hält die Organe unseres Körpers zusammen, dient unter anderem als Füll- und Speichergewebe und kommt als Grundstruktur im Stützgewebe (Knochen) vor.

BIOAKTIVE SUBSTANZEN: Stoffe pflanzlichen Ursprungs, die heilende und gesundheitsfördernde Eigenschaften aufweisen. Zu ihnen zählen die Ballaststoffe und die sekundären Pflanzenstoffe (siehe dort).

CHOLESTERIN: Körperfett. Ein kleiner Teil wird über die Nahrung aufgenommen, den größten Teil produziert unser Organismus selbst. Ein zu hoher Cholesterinwert führt zu Gefäßerkrankungen.

CHONDROZYTEN: reife Knorpelzellen. Sie befinden sich in der Gelenkkapsel und erneuern den abgebauten Knorpel im Gelenk.

DERMIS: Lederhaut.

ELASTIN: faserige Eiweißsubstanz; Hauptbestandteil des elastischen Bindegewebes.

ENZYME: Substanzen, die Stoffwechselvorgänge ermöglichen und beschleunigen. Manche Enzyme funktionieren nur zusammen mit Coenzymen.

ESSENZIELL: für den Körper / das Leben unbedingt notwendig.

FETTE: Nahrungsbestandteile und Energielieferanten. Sie gehören neben den Kohlenhydraten (Zucker) und Proteinen (Eiweiße) zu den drei Grundnährstoffen unserer Nahrung. Fette sind ein wichtiger Bestandteil der Zellmembranen und Träger fettlöslicher Vitamine.

FETTSÄUREN: Bestandteile der Fette. Sie werden in gesättigte Fettsäuren (vor allem in Butter oder Schmalz), einfach ungesättigte Fettsäuren (vor allem in Olivenöl) und mehrfach ungesättigte Fettsäuren (vor allem in Mais- oder Sojaöl) eingeteilt. Die mehrfach ungesättigten Fettsäuren werden auch als essenzielle Fettsäuren bezeichnet, weil der Körper sie nicht selbst herstellen kann und mit der Nahrung zuführen muss.

FREIE RADIKALE: sehr reaktionsfreudige, und aggressive chemische Stoffe, die körpereigene Fette, Eiweiße, Zellstrukturen und die Erbsubstanz schädigen können. Freie Radikale werden vermehrt durch äußere Einflüsse (Zigarettenrauch, Pestizide, Röntgen-, UV-Strahlung, psychischer Stress) gebildet.

GLYKOSAMINOGLYKANE: Teil der Proteoglykane (siehe dort) im Bindegewebe.

IMMUNSYSTEM: körpereigenes Abwehrsystem; Sammelbezeichnung für Zellen, Strukturen und körpereigene Stoffe, die dem Organismus helfen, sich gegen Krankheitserreger wie Viren und Bakterien zu wehren.

IN VITRO: »im Reagenzglas«; Versuche außerhalb des lebenden Organismus.

IN VIVO: »im Leben«; Versuche am lebenden Organismus.

KOHLENHYDRATE: Zucker. Sie gehören neben Fetten und Eiweißen zu den drei Grundnährstoffen unserer Nahrung und sind sehr energiereich.

KOLLAGEN: faserige Eiweißsubstanz, die einen wichtigen Baustein für das Bindegewebe darstellt und unter anderem in der Haut, den Sehnen, den Knochen und im Knorpel vorkommt.

KOLLOIDAL: »aufgeschwemmte«, fein und gleichmäßig verteilte Teilchen in einem Dispersionsmittel (hier – Wasser). In diesem Zustand wird Kieselsäure von unserem Körper besonders gut aufgenommen und verwertet. Kieselsäure, die nicht kolloidal gelöst ist, neigt dagegen dazu, Riesenmoleküle zu bilden, die für unseren Organismus nur sehr eingeschränkt nutzbar sind.

MINERALSTOFFE: für den Menschen nützliche und lebenswichtige anorganische Stoffe wie Natrium, Kalium, Calcium, Magnesium etc.

PROTEINE: Eiweiße. Sie gehören neben den Kohlenhydraten und Fetten zu den drei Grundnährstoffen unserer Nahrung. Sie versorgen die Zellen mit lebensnotwendigen Aminosäuren, die für fast alle Körperfunktionen wichtig sind.

PROTEOGLYKANE: große Glykoproteine / Eiweiß-Kohlenhydrat-Verbindungen (= Glykosaminoglykane, die an Proteine gebunden sind); wesentlicher Teil der Zwischenzellsubstanz (siehe dort) des Bindegewebes. Proteoglykane besitzen die Fähigkeit, viel Wasser zu binden.

SEKUNDÄRE PFLANZENSTOFFE: Substanzen, die von Pflanzen zu ihrem eigenen Schutz und zum Erhalt ihrer Gesundheit produziert werden. Sie werden auch bioaktive Substanzen genannt.

SILIKAT: Salz der Kieselsäure.

SPURENELEMENTE: chemische Elemente, die im Körper des Menschen in nur geringen Mengen vorkommen, aber dennoch lebenswichtig sind. Dazu zählen Jod, Kupfer, Mangan, Silizium, Zink etc.

VIREN: winzige Krankheitserreger ohne Zellkörper.

VITALSTOFFE: Substanzen, die für das Leben notwendig sind. Unter die Vitalstoffe fallen Vitamine, Mineralstoffe sowie Spurenelemente.

VITAMINE: lebensnotwendige organische Wirkstoffe, die für zahlreiche Stoffwechselvorgänge bedeutsam sind. Sie müssen mit der Nahrung zugeführt werden, da sie – von wenigen Ausnahmen abgesehen – vom menschlichen Organismus nicht selbst hergestellt werden können.

VITAMINOIDE: lebenswichtige Substanzen mit vitaminähnlichen Eigenschaften, darunter Carotinoide und Coenzym Q 10.

ZWISCHENZELLSUBSTANZ: Interzellularsubstanz. Teil des Bindegewebes; setzt sich aus Fasern (Kollagen, Elastin, siehe dort) und Grundsubstanz (Proteoglykane, siehe dort) zusammen.

Literaturverzeichnis

ACHENBACH, R. K.: Der große Trias-Ratgeber Haut, Haare, Nägel; Stuttgart 2001

ANDERSON, R. A.: Wellness medicine; Keats Publishing Inc., 1990

ANKE M.; MEISSNER, D.; MILLS, C. F.: Trace elements in man and animals, Proceedings of the eighth International Symposium of trace elements in man and animals; Verlag Media Touristik, 1993

BAUMANN, H.: Verhalten der Kieselsäure in menschlichem Blut und Haar; in: Hoppe-Seylers Z. Physiol. Chem. 320, 1960

BELLIA, J. P.; BIRCHALL, J. D.; ROBERTS, N. B.: The role of silicic acid in the renal excretion of aluminium; in: Annals of Clinical and Laboratory Science 26 / 3, 1996

BERGASA, A. M. L.: Kampf der Arthrose; Steyr 1997

BERGER, K.: Gesundheit und straffes Gewebe durch Silizium – Heilung mit dem natürlichen Urstoff Kieselsäure; Urania, Berlin 1998

BERTRAM, H. P.: Spurenelemente; Verlag Urban und Schwarzenberg, München 1992

BIRCHALL, J. D.: The essentiality of silicon in biology; in: Chemical Society Review 5, 1995

BIRCHALL, J. D.; EXLEY, C.: Silicon and the bioavailability of aluminium; in: Metal Compounds in Environment and Life 4, 1992

BIRCHALL, J. D.; EXLEY, C.; CHAPPELL, J. S.: Silicon in natural waters and the bioavailability of aluminum; in: Journal of Inorganic Biochemistry 36, 1989

BLAUROCK-BUSCH, E.: Beeinflusst Siliziumtherapie die Haar- und Nagelstruktur?; in: Naturheilpraxis 2, 1991

BOTTU, M.: Silizium als Schlüsselelement; in: Orthomolekular 5, 1989

BOWEN, H. J. M.; PEGGS, A.: Determination of the silicon content of food; in: Journal Sci. Food Agricult. 35, 1984

BURGERSTEIN, L.: Handbuch Nährstoffe; Karl F. Haug Verlag, Heidelberg 1997

BURTON, A. C.; CORNHILL, J. F.; CANHAM, P. B.: Protection from cancer by silica in the water supply of US cities; in: Journal Environ. Path. Toxicol. 4, 1980

CALOMME, M. R.; VANDEN-BERGHE, D. A.: Supplementation of claves with stabilized orthosilic acid – effects on the Si, Ca, Mg and P concentrations in serum and the collagen concentration in skin and cartilage; in: Biological Trace Element Research 56, 1997

CARLISLE, E. M.: Silizium als essenzielles Spurenelement; in: Vitaminspur 3,3, 1988

CARLISLE, E. M.: Silicon as a trace nutrient; in: Science Total Environment 73, 1988

CARLISLE, E. M.; CURRAN, M. J.: Effect of dietary silicon and aluminum on silicon and aluminum levels in rat brain; in: Alzheimer Disease and Associated Disorders 1, 1987

CARLISLE, E. M.; ALPENFELS, W. F.: The role of silicon in proline synthesis; in: Federation Proceedings 43, 1984

CARLISLE, E. M.; GARVEY, D. L.: The effect of silicon on the formation of extracellular matrix components by chondrocytes in culture; in: Federation Proceedings 41, 1982

CARLISLE, E. M.; BERGER, J. W.; ALPENFELS, W. F.: A silicon requirement for prolyl hydroxylase activity; in: Federation Proceedings 40, 1981

CARLISLE, E. M.: Silicon: a requirement in bone formation independent of vitamin D; in: Calcified Tissue International 33, 1981

CARLISLE, E. M.; ALPENFELS, W. F.: A silicon requirement for normal growth of cartilage in culture; in: Federation Proceedings 39, 1980

CARLISLE, E. M.: In vivo requirements for silicon in articular cartilage connectissue formation in the chick; in: Journal Nutr. 106, 1976

CARLISLE, E. M.: Silicon as an essential element; in: Federation Proceedings 33, 1974

CARLISLE, E. M.: Silicon: an essential element for the chick; in: Science 178, 1972

CARLISLE, E. M.: Silicon a possible factor in biocalcification; in: Science 167, 1970

CARLISLE, E. M.: Silicon: a possible growth factor in bone calcification; in: Science 167, 1970

DAVENAS, E. ET AL.: Effect on mouse peritoneal macrophages of orally administered very high dilutions of silicea; in: European Journal of Pharmacology 135, 1987

DOBBIE J. W.; SMITH, M. J. B.: Urinary and serum silicon in normal and uraemic individuals; in: Evered, D.; O'Connor, M.: Silicon Biochemistry, Wiley-Interscience, Chichester 1986

DOBBIE, J.W.; SMITH, M. J. B.: The silicon content of body fluids; in: Scott. Med. J. 27, 1982

DÖRLING, E.: Versuchsbericht »Silicea-Balsam«; unveröffentlicht, 1979

EDWARDSON, J. A. ET AL.: Effect of silicon on the absorption of aluminum; in: Lancet 342, 1993

EHMANN, H.: An Haut und Haar gesund mit Kieselsäure; in: Natur & Heilen 4, 1999

EHMANN, H.: Kalzium und Kieselerde; LebensBaum Verlag, Bielefeld 1998

EISINGER, J.; CLAIRET, D.: Effects of silicon, fluoride, etidronate and magnesium on bone mineral density: a retrospective study; in: Magnesium Research 6, 1993

ELMADFA, I.: Spurenelemente – Funktionen und Bedarf; Ernährungs-Umschau 34, Sonderheft, 1987

EXLEY, C.; Guest Editorial – Aluminium and Silicon in Biology; in: Journal of Inorganic Biochemistry 69, 1998

EXLEY, C.; BIRCHALL, J. D.: Silicic acid and the biological availability of aluminium; in: European Journal of Soil Science 47, 1996

EXLEY, C.; BIRCHALL, J. D.: Aluminium and alzheimer's disease; in: Age and Ageing 22, 1993

GEGECKAS, A.: Ärztliche Prüfung, Schlussbericht eines Kieselsäure-präparates auf Magen-Darm-Erkrankungen; Windisch, 1983

HAWKINS, H. J.: Periodontal disease: therapy and prevention; in: Vet. Clin. North American 16, 1986

HEINE, H.: Lehrbuch der biologischen Medizin; Hippokrates-Verlag, Stuttgart 1991

JUGDAOHSINGH, R. ET AL.: Oligomeric but not monomeric silica prevents aluminum absorption in humans; in: The American Journal of Clinical Nutrition 71 / 4, 2000

KAUFMANN, K.: Silizium – Heilung durch Ursubstanz; Helfer Verlag, Bad Homburg 1998

KING, E. J.; BELT, T. H.: The physiological and pathological aspects of silica; in: Physiological Review 18, 1983

KING, E. J.; STANTIAL, H.; DOLAN, M.: The excretion of administered silica; in: Biochem. Journal 27, 1933

KLEINEMAS, G.: Kieselerde für Haut, Haare und Nägel; in: Drogerie & Parfümerie 3, 1995

LANGE-ERNST, M. E.: Multitalent Vitamin E – gesund, fit und länger jung; LebensBaum Verlag 1999

LASSUS, A.: Collodial silicic acid for treatment of psoriatic skin lesions, arthropathy and onychopathy – a pilot study; in: The Journal of International Medical Research 25, 1997

LASSUS, A.: Collodial silicic acid for oral and topical treatment of aged skin, fragile hair and brittle nails in females; in: The Journal of International Medical Research 21, 1993

LEIBOLD, G.: Kieselsäure – Urquell des Lebens; V.G.L.-Verlag Karlsruhe 1984

LOEPER, J.; GOY-LOEPER, J. ET AL.: The antiatheromatous action of silicon; in: Atherosclerosis 33, 1979

LOEPER, J. ET AL.: The physiological role of silicon and its antiatheromatous action; in: Bendz / Lindqvist (Hrsg.),

Biochemistry of silicon and related problems; Plenum Press, New York 1978

LOEPER, J. ET AL.: The physiological role of silicon and its antiatheromatous action, 4th Nobel Symposium; Lindigo, Sweden 1977

LUCAS, H.; SCHNEEWEIß, B.; BRUNKE, W. P.: Das neue große Gesundheitsbuch, Bechtermünz 1999

MARKSON, H.: Silizium; in: Orthomolekular 3, 1988

MENSING, H.: Wundheilung; in: Apothekerzeitung 25, 1990

MERION, R. M.: Measurements of reticuloendothelial system phagocytic activity in the rat after treatment with silica, liposomes and cyclosporine; in: Transplantation 40, 1985

MEYER-ROHN, J.: Zur Behandlung der Acne vulgaris in der Praxis; in: Fortschr. Med. 94 (593 – 594), 1976

MEZGER, J.: Inspected homeopathic pharmacology; Company Publication, Ulm 1950

MOHN, G.: Über das Verhalten der Kieselsäure in der belebten Natur; in: Ann. Univ. Sarav. Med. 21, 1974

MUTSCHLER, E.: Arzneimittelwirkungen; Wissenschaftliche Verlagsgesellschaft, Stuttgart 1981

NIELSEN, F. H.: Silicon; in: Shils et al. (Hrsg.), Modern nutrition in health and disease; Williams and Wilkins Publishers, Baltimore 1998

NIELSEN, F. H.: F, V, Ni, As, Si in total perenteral nutrition; in: Null. N. Y. Acad. Med. 60, 1984

NIELSEN, F. H.: Possible future implications of Ni, As, Si, V and other ultratrace elements in human nutrition; in: Clinical, Biochemical and Nutritional aspects of trace elements, Alan R. Liss, New York, 1982

NUURTAMO, M.; VARO, P.; SAARI, E.; KOIVISTOINEN, P.: Mineral element composition of finnish foods; in: Acta Agricult. Scand. Suppl. 22, 1980

PENNINGTON, J. A. T.: Silicon in foods and diets; in: Food Additives and Contaminants 8, 1991

PIEKOS, R.; SUJECKI, R.; SANKOWSKI, M.: Pseudosilitranes; in: Z. anorg. allgem. Chem. 454, 1979

POHLMANN, G.; OBERLIES, F.: Angriff von Glasoberflächen durch tierisches Gewebe; in: Naturwissensch. 47, 1960

REINHARD, K.-H.: Die Haut und Phytotherapie, Heilpraxis 4, 1998

ROCHOW, E. G.: Silicium and Silicone; Berlin 1987

RÜCKERT, U.: Vitamine und Spurenelemente – die Bausteine für Ihre Gesundheit; München / Genf 1991

SANDSTROM, P. A.; CHOW, D. A.: Regulation of tumor development: the biphasic effects of silica and of lipopolysaccharide on natural resistance; in: Int. J. Cancer 40, 1987

SCHMIDT, K.: Silizium als essenzielles Spurenelement. Aktueller wissenschaftlicher Erkenntnisstand; in: Vitaminspur 13, 1998

SCHMIEDEL, V.; AUGUSTIN, M.: Handbuch Naturheilkunde; Karl F. Haug Verlag, Heidelberg 1997

SCHÖNWALD, J.: Light Food – leichte vegetarische Gerichte zum Genießen; Kamphausen Verlag, Bielefeld 2000

SCHOLZ, H.: Was die Haut verrät – schön bis ins hohe Alter; Midena Verlag, Küttigen / Aarau 1993

SCHOLZ, H.: Mineralstoffe und Spurenelemente; Trias Verlag, Stuttgart 1990

SCHULZ, H.: Inorganic pharmaceuticals, 4thEdition: addresses on the effect and application of inorganic pharmaceuticals; Thieme, Leipzig 1920

SCHWARZ, K.: Significance and functions of silicon in warm-blooded animals. Review and outlook; in: Bendz / Lindqvist: Biochemistry of silicon and related problems, Plenum Press, New York 1978

SCHWARZ, K.: Silicon, fibre and atherosclerosis; in: The Lancet, Februar 26, 1977

SCHWARZ, K.; RICCI, B. A.; PUNSAR, S.; KARVONEN, M. J.: Inverse relation of silicon in drinking water and atherosclerosis in Finland; in: The Lancet I, 1977

SCHWARZ, K.: A bound form of silicon in glycosaminoglycans and polyuronides; Proc. Nat. Acad. Sci. USA 70, 1973

SCHWARZ, K.; MILNE, D. B.: Growth-promoting effects of silicon in rats; in: Nature 239, 1972

SEABORN, C. A.; NIELSEN, F. H.: Silicon – a nutritional beneficience for bones, brains and blood vessels?; in: Nutrition Today 7 / 8, 1993

SEABORN, C. A.; NIELSEN, F. H.: Effects of germanium and silicon on bone mineralization; in: Biol. Trace Elemen. Research 42, 1994

SOLOMONS, N. W.: The other trace minerals: Mn, Mo, V, Ni, Si, As; in: Absorption and Malabsorption of Mineral Nutrients 12, 1984

STACEY, S.; FAIRLEY, J.: Beauty Bible – der große Ratgeber für eine perfekte Ausstrahlung; Weltbild Ratgeber Verlage, 2000

TERAOKA, H.; MORII, F.; KOBAYASHI, J.: Contents of 42 elements in foods and the estimated daily intakes; in: Eiyo To Shokuryo 34, 1981

UNDERWOOD, E. J.: Trace elements in human and animal nutrition; Academia Press, New York 1971

VATIER, J.: Evaluations of antacids and gastric protectors; in: Journal Pharm. Clin. 4, 1985

VERNIN, J. Y.: Bewertung klinischer Tests zur Wirksamkeit einer Pflanzenextraktkombination in der Altershaut und bei Schwangerschaftsstreifen; in: Seifen-Öle-Fette-Wachse 113, 1987

WAGNER, S.: Kolloidales Siliziumdioxid bei Colitis ulcerosa und Morbus Crohn – eine therapeutische Alternative zur herkömmlichen Behandlung; in: Therapiewoche 32, 1982

WIENECKE, E.: Fit statt fertig: easyFit – das individuelle Bewegungsprogramm gegen Stress und Infarkt; LebensBaum Verlag, Bielefeld 2000

Register

Abbildungsverzeichnis

Den Bergkristall für das Foto auf Seite 9, 106/107 stellte freundlicherweise die Firma WRAGE, Hamburg, zur Verfügung.

Bezugsquelle: WRAGE Versandbuchhandlung GmbH
Schlüterstraße 4
20145 Hamburg
Tel.: 040 / 45 52 40

Natürliche Wege zu Gesundheit und Lebensfreude

Das Augentrainingsprogramm – Sie können besser sehen, als Sie denken

Das Augentrainingsprogramm mit der Rasterbrille ermöglicht Ihnen Lesen oder Fernsehen bei gleichzeitiger Entspannung und Vitalisierung Ihrer Augen. Die Brille basiert auf einem seit vielen hundert Jahren bekannten Prinzip: Das Brillenglas (kein Korrekturglas) ist mit einem Lochraster versehen. Für unsere Augen sind aktive Anspannung und erholsame Entspannung gleichermaßen wichtig. Die Tonkassette »Natürlich klar sehen« erläutert Ihnen auf der A-Seite Übungen mit Bewegungsabläufen, die besonders Verspannung in Ihrem Augen-, Kopf- und Nackenbereich auflockern. Die B-Seite macht Sie mit einer intensiven Entspannungsmethode vertraut. Durch die Technik des Visualisierens wird das Körperbewusstsein angeregt, positive Veränderungen im Sehzentrum des Gehirns und in den Augen vorzunehmen.

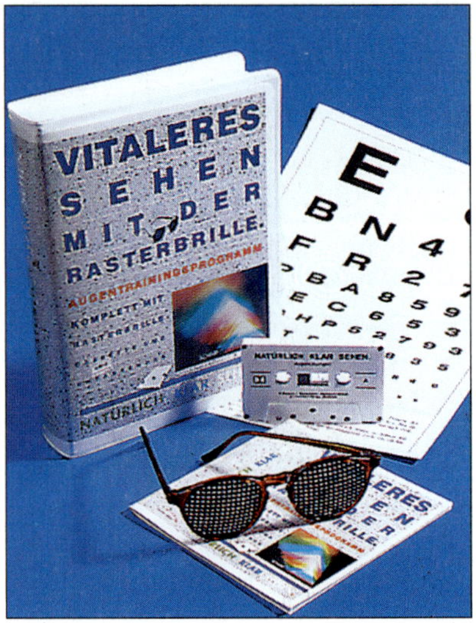

Natürlich klar sehen

AugenTrainingsProgramm

Box mit Tonkassette, Anleitungsheft, Sehtesttafel, *ohne Brille*
Best.Nr.: 040305
Rasterbrille
Best.Nr.: 040301 – 4